Inhalt

W0222545

Kapitel 1

Was sind Depressionen?

Viele Jahre lang waren Sie ein relativ zufriedener und heiterer Mensch. Sie waren gewissenhaft in Ihrer Arbeit und kümmerten sich um Ihre Familie. Sie hatten wenig körperliche Beschwerden. Aber seit kurzem hat sich da etwas geändert. Sie merken, daß Sie anders reagieren. Menschen, die Sie kennen, sagen: »Sie sind einfach nicht mehr Sie selber.« Was ist los?

Am Morgen haben Sie Mühe, aufzustehen. Wenn Sie Familienangehörige zu versorgen haben, überlassen Sie diese sich selbst. Sie werden unentschlossen und sogar vergeßlich. Ihre Konzentrationsfähigkeit scheint verschwunden zu sein. Sie mögen nicht mehr lachen. Das Essen schmeckt nicht mehr, und die Sexualität hat ihre Anziehungskraft verloren. Es ist, als ob Sie sich in ein Schneckenhaus zurückziehen, wo Sie weder von der Familie noch von Freunden gestört werden wollen. Auch mögen Sie nicht telefonieren oder zu den verschiedenen Veranstaltungen gehen, die Ihnen bisher so gefielen. Sie fangen an, sämtliche Kontakte zu anderen Menschen zu lösen.

Vielleicht haben Sie Mühe, am Abend einzuschlafen. Vielleicht wachen Sie mitten in der Nacht auf und schleppen sich, beunruhigt von negativen und düsteren Gedanken, bis zum frühen Morgen mühsam durch die Wohnung. Am liebsten würden Sie 16 Stunden am Tag schlafen oder öfter ein Nickerchen machen. Aber soviel Sie auch schlafen, Sie fühlen sich noch immer erschöpft.

Ihre Gedanken sind von Hoffnungslosigkeit bestimmt. Ihre Situation scheint ausweglos zu sein. Sie haben den Eindruck, daß keiner Sie mag, und Sie selber mögen sich auch nicht besonders. Jegliches positive Gefühl in bezug auf Ihre eigene Person ist schon lange verschwunden. Sie meinen, daß eine dunkle Gewitterwolke über Ihrem Kopf hängt und Ihnen folgt, wohin Sie auch gehen.

Sie stellen auch körperliche Veränderungen fest. Sie haben

plötzlich an mehreren Stellen vage Schmerzen. Sie glauben, daß Sie an einer ernsthaften Krankheit leiden.

Verräterische Anzeichen

Wenn Sie mit diesen Symptomen konfrontiert werden oder konfrontiert worden sind, dann wissen Sie, wie es ist, wenn man depressiv ist. Wenn Sie bisher niemals bis zu einem gewissen Grade depressiv waren (was in der Tat ungewöhnlich wäre), dann müssen Sie wissen, daß Depressionen dem, der sie erlebt, und manchmal auch dessen nächsten Angehörigen wehtun.

Depressionen sind schon als eine allgemeine Erkältung des Geistes bezeichnet worden. Experten für geistige Gesundheit schätzen vorsichtig, daß eine von zehn Personen in unserem Land an dieser Krankheit leidet. Dies ist allerdings eine vorsichtige Schätzung, weil Depressionen in ihren leichteren Formen häufig unentdeckt bleiben.

Depressionen ziehen den ganzen Menschen in Mitleidenschaft. Sie haben biologisch-medizinische Aspekte, emotional-psychologische Aspekte und bemerkenswerte geistliche Aspekte. Depressionen beeinflussen unsere Rollen und unsere Beziehungen – Arbeit, Freizeit, Freundschaften, Ehe und Familie, Kirche und Gesellschaft.

Wodurch entstehen Depressionen? Wie weit sind sie verbreitet? Wie normal ist es, depressiv zu sein? Wer wird depressiv? Neigen manche Menschen besonders zu Depressionen? Was sollten Sie tun, wenn Sie depressiv werden? Was sollten Sie tun, wenn Ihr Ehepartner oder Kind depressiv ist? Neigen alle depressiven Menschen zu Selbstmordgedanken? Ist es eine Sünde, depressiv zu sein?

In diesem Buch wollen wir versuchen, einige Antworten anzubieten.

Die allgemeine Erscheinungsform

Die emotionale Depression ist heute in unserem Land vermutlich die gängigste Erscheinungsform. Durch die stark angewachsene Zahl der Fälle sind Depressionen zu einer Volksseuche geworden. Einer von acht Amerikanern hat damit zu rechnen, daß er irgendwann in seinem Leben wegen Depressionen behandelt werden muß. Jährlich sind schätzungsweise zwischen 4 und 8 Millionen Menschen so depressiv, daß sie ihrer Arbeit nicht mehr angemessen nachgehen können oder sich in Behandlung begeben müssen.

Sind die Depressionen der Grund für die recht hohe Selbstmordrate im heutigen Amerika? Nun, nicht alle depressiven Menschen kommen bis an den Punkt, wo sie selbstmordgefährdet sind. Depressionen können ein sehr breites Spektrum abdecken, das von kurzen Stimmungstiefs bis hin zu langen chronischen Perioden völliger Verzweiflung reicht. Tiefe, langandauernde, chronische Depressionen können durchaus zum Selbstmord führen. Der Selbstmord steht gegenwärtig bei der Altersgruppe der 15- bis 55jährigen an fünfter Stelle der Todesursachen. Dr. Bertram Brown, Direktor des »National Institute of Mental Health«, meint, daß von den Menschen, die Selbstmord verübten, über 80 Prozent dies in einem depressiven Zustand taten.*

Irgendwann einmal in seinem Leben wird jeder von uns mit Depressionen konfrontiert. Niemand ist immun dagegen, auch nicht der Christ. Manche Menschen haben nur ganz leichte Depressionen, während andere in die Tiefen der Verzweiflung stürzen. Der Psalmist faßte solche tiefen Gefühle des Leidens wie folgt in Worte:

> »Der Herr ist nahe denen, die zerbrochenen Herzens sind, und hilft denen, die ein zerschlagenes Gemüt haben« (Ps 34,19).
> »Herr, Gott, mein Heiland, ich schreie Tag und Nacht vor dir. Laß mein Gebet vor dich kommen, neige deine Ohren zu meinem Schreien. Denn meine Seele ist übervoll an Leiden, und

---

* »What You Should Know About Depression«, U.S. News & World Report, 9. Sept. 1974.

mein Leben ist nahe dem Tode. Ich bin denen gleich geachtet, die in die Grube fahren, ich bin wie ein Mann, der keine Kraft mehr hat. Ich liege unter den Toten verlassen, wie die Erschlagenen, die im Grabe liegen, derer du nicht mehr gedenkst und die von deiner Hand geschieden sind« (Ps 88,2–6).

Die Autoren der Antike bezeichneten die Depression als Melancholie. Im vierten Jahrhundert v. Chr. gab Hippokrates die erste klinische Beschreibung der Melancholie. Er verwies außerdem auf Stimmungsschwankungen, die der Manie und der Depression ähnlich sind.

Aretaeus, ein Arzt, der im zweiten Jahrhundert n. Chr. lebte, schilderte den melancholischen Patienten als »traurig, verzweifelt, schlaflos ... Sie werden dünn durch ihre Unruhe und den Verlust des erfrischenden Schlafes ... In einem fortgeschritteneren Stadium klagen sie über unzählige Nichtigkeiten und wünschen sich den Tod.«

Im zweiten Jahrhundert n. Chr. gab Plutarch eine besonders lebendige und detaillierte Darstellung der Melancholie:

> Er hält sich für einen Menschen, den die Götter hassen und mit ihrem Zorn verfolgen. Ein weitaus schlimmeres Los liegt noch vor ihm: Er wagt keinen Versuch, das Übel abzuwenden oder zu beseitigen, aus Angst, er könnte wider die Götter streiten. Der Arzt, der tröstende Freund, wird verjagt. »Überlaß mich«, so sagt der unglückselige Mensch, »überlaß mich, den Sündigen, den Verfluchten, von den Göttern Gehaßten, meinem Schicksal, meine Strafe zu erdulden.« Er sitzt vor seiner Tür, gehüllt in Sack und Asche oder in Lumpen. Immer wieder wälzt er sich nackt im Dreck, indem er diese oder jene Sünde bekennt: Er hat etwas Falsches gegessen oder getrunken. Er ist einen Weg gegangen, den die Gottheit nicht billigte. Die Feste zu Ehren der Götter bereiten ihm keine Freude, sondern erfüllen ihn mit Angst oder Furcht.*

* H. Norman Wright, *The Christian Use of Emotional Power* (Old Tappan, NJ.: Fleming H. Revell, 1976), S 76. Deutsche Übersetzung: Johannes Volkert.

Der christliche Seelsorger Walter Trobisch bemerkt, daß das deutsche Wort für Depression »Schwermut« sei. »Schwer« kann »schwergewichtig« oder »schwierig« bedeuten. »Mut« ist das Wort für »Tapferkeit«. So enthält das Wort »Schwermut« eine positive Botschaft: den Mut, ein schweres Herz zu haben, die Tapferkeit, mit dem, was schwierig ist, zu leben.

So merkwürdig das scheinen mag, ist der Mut doch ein Teil der Depression. Es gibt sogar so etwas wie die Gabe der Depression – eine Gabe, die uns befähigt, »schwergewichtig« zu sein, mit dem zu leben, was schwierig ist. Von einem erfahrenen Psychiater hörte ich einmal den folgenden, vielleicht etwas pointierten Ausspruch: »Alle wertvollen Menschen haben Depressionen.« Tatsächlich haben oberflächliche Menschen seltener Depressionen. Eine bestimmte innere Substanz und Tiefe des Geistes sind Voraussetzung für das Erleben von Depressionen.

Der Selbstmord ist unter Umständen ein Hinweis für die Unfähigkeit eines Menschen, depressiv zu sein. Für den Menschen, dem es an Tiefe in der Persönlichkeit fehlt, kann es viel einfacher sein, den Lebensdraht durchzuschneiden. Der diesbezügliche Kommentar des Philosophen Landsberg wird zunehmend bedeutungsvoller, je mehr man darüber nachdenkt: »Oft tötet ein Mensch sich selber, weil er unfähig ist, zu verzweifeln und Depressionen auszuhalten.« Einer selbstmordgefährdeten Person fehlt der Mut, depressiv zu sein. Martin Luther ging so weit, daß er zum »Glauben an den Segen der Depression« ermutigte.

Auf der positiven Seite

So zerstörerisch eine Depressionskrankheit auch sein kann, so ist es dennoch möglich, daß sie zum Guten ausschlägt. »Depressionen sind ein Zeichen dafür, daß etwas in Ihrem Leben nicht stimmt«, sagt Dr. Murna Weissman von der Yale-Universität. »Wenn man dieses Zeichen beachtet und das Erlebte konstruktiv dazu verwendet, Veränderungen zu bewirken, kann das eine stärkende und nüchtern machende Erfahrung sein. Ich würde Depressionen natürlich nicht verordnen, aber sie müssen nicht notwendigerweise schädlich und zerstörend sein.«

Für Percy Knauth, den Autor von *A Session in Hell*, waren seine Depressionen eine positive Erfahrung. »Ich hatte mehr Tiefe, mehr Barmherzigkeit – mir selber gegenüber und meinem Nächsten gegenüber. Ich hatte viel über die menschliche Psyche und ihre merkwürdigen Funktionsweisen gelernt. Ich fühlte mich befähigter, den Schwierigkeiten des Lebens in einer ungewissen Welt zu begegnen, und mehr in der Lage, die Motivationen der anderen um mich her zu verstehen.

So gesehen waren die Depressionen, die ich durchlitten habe, ein bereicherndes und lohnendes Ereignis in meinem Leben.«*

In vielen Fällen sind Depressionen eine gesunde Antwort auf das, was sich im Leben eines Menschen abspielt. Depressiv zu sein ist keine Sünde. Es ist eine normale Reaktion auf das, was sich psychologisch und physisch in uns abspielt. Depressionen sind wie ein innerer Schrei, der uns sagt, daß wir ein Gebiet unseres Lebens vernachlässigt haben. Wir müssen auf die Depressionen hören, denn sie teilen uns etwas mit, das wir wissen müssen. Sie sind ein Signal, daß etwas in unserem Leben nicht in Ordnung ist. Wir müssen auf die dringende Botschaft der Depressionen antworten.

Unglücklicherweise gelten Depressionen in der Gesellschaft im allgemeinen und in der christlichen Gesellschaft im besonderen als sündhaft und als Zeichen der Schwäche sowie der geistlichen Unzulänglichkeit. Nichtsdestoweniger hielt der große Prediger des neunzehnten Jahrhunderts, Charles Spurgeon, Depressionen ganz und gar nicht für sündhaft, wohl aber für schmerzhaft.

Spurgeon beschreibt einige Gelegenheiten, bei denen die meisten von uns mit Depressionen konfrontiert werden:

> Die Gelegenheiten, die für depressive Anfälle am günstigsten sind, kann man nach meiner Erfahrung in einer kurzen Aufzählung zusammenfassen.
> Als erstes nenne ich die Stunde des großen Erfolgs. Wenn ein langgehegter Wunsch endlich in Erfüllung geht, wenn Gott sehr durch uns geehrt worden ist, wenn ein großer Triumph erlangt wurde, dann neigen wir dazu, schwach zu werden…

---

* Percy Knauth, *A Session in Hell* (NY: Harper & Row, 1975).

Vor jeder großen Leistung ist eine entsprechend große Depression durchaus keine Seltenheit. Beim Blick auf die vor uns liegenden Schwierigkeiten verläßt uns der Mut ... Diese Art der Depression überkommt mich immer dann, wenn der Herr einen größeren Segen für meinen Dienst bereithält...
Inmitten einer langen Periode ununterbrochener Arbeit kann man dieselbe Niedergeschlagenheit erwarten. Der Bogen kann nicht dauernd gespannt werden, ohne daß man befürchten muß, daß er bricht. Ruhe ist für den Geist ebenso wichtig wie der Schlaf für den Körper...
Dieses Übel überfällt uns auch, ohne daß wir den Grund dafür kennen, und dann ist seine Beseitigung wesentlich schwieriger. Grundlose Depressionen lassen nicht mit sich reden ...
Wenn diejenigen, die über eine solche Melancholie lachen, den mit ihr verbundenen Kummer nur eine Stunde lang erleben würden, würde sich ihr Lachen in Mitleid verwandeln...
Wenn gefragt wird, warum die Diener des Königs Jesus das Tal der Todesschatten so oft durchqueren müssen, dann ist die Antwort nicht schwierig zu finden.
All dies unterstützt die Arbeitsweise des Herrn, die sich in den folgenden Worten zusammenfassen läßt: »Es soll nicht durch Heer oder Kraft, sondern durch meinen Geist geschehen, spricht der Herr Zebaoth« (Sach 4,6).
Der Himmel wird noch mehr mit Freude erfüllt sein, weil wir hier unten mit Schmerz erfüllt wurden, und die Erde wird besser bestellt, weil wir unsere Ausbildung in der Schule der Not erhielten.

Zweifellos sprechen Spurgeons Worte von allem anderen als von einem Schandmal. Vielmehr möchten sie den Depressiven bewußt machen, daß sie zu besonderen Instrumenten für den Dienst Gottes umgeformt werden. Keiner von uns ist auf Depressionen versessen, aber sie sind eine innere Verfassung, die gebraucht werden kann, anstatt vergeudet zu werden. Von allen Dingen in dieser Welt, die schlimmer sind als das Leiden, steht das vergeudete Leiden sicherlich an erster Stelle.*

Gott ist immer da

Depressionen haben sowohl geistliche wie emotionale Elemente, wenn ihre Dunkelheit allmählich einen Schleier über unser Leben zieht. Freude und Friede werden ersetzt durch Elend und Unzufriedenheit. Anstatt mit dem Heiligen Geist erfüllt zu sein, ist da eine Wüste. Glaube und Hoffnung weichen dem Zweifel und der Verzweiflung. Wir fühlen uns ungeliebt und haben den Eindruck, daß uns nicht vergeben wurde. Wenn wir überhaupt etwas empfinden, dann fühlen wir uns unwürdig, schuldig und im Stich gelassen. Wir haben das Gefühl, als müßten wir ganz allein durch die Dunkelheit trotten. Und wir zweifeln und zweifeln und zweifeln. Wir sind uns Gottes liebender Fürsorge nicht sicher, und wir fühlen uns wie Waisen.

Wenn wir depressiv sind, so ist es wichtig, uns daran zu erinnern, daß wir uns zur Bestätigung unseres Glaubens nicht auf gute, sprudelnde Gefühle verlassen können. Wenn wir unfähig sind, Gottes Gegenwart zu spüren, dann müssen wir strikt an den Tatsachen des Wortes Gottes festhalten, das uns sagt, daß Gott bei uns ist und wir nicht allein sind. Wenn wir glauben, daß Gott nicht da ist, weil wir ihn nicht fühlen, dann werden wir uns nicht in einem Akt des Glaubens nach ihm ausstrecken und ihm vertrauen. Aber die ausgestreckten Arme Jesu sind immer nahe. Manchmal müssen wir vielleicht einen Freund bitten, uns seinen Glauben zu leihen, damit wir uns nach Gottes Hilfe ausstrecken und sie annehmen können.

Richard Berg erzählt die Geschichte von einem kleinen Kind, das im zweiten Stock eines brennenden Hauses eingeschlossen ist. Es geht zum Schlafzimmerfenster, ist allein und ängstlich und schreit nach Hilfe. Sein Vater schaut von der Straße zu ihm hoch und ruft ihm zu: »Spring, Junge – ich fange dich auf!« Aber das

---

* Elizabeth R. Skoglund, *To Anger with Love* (NY: Harper & Row, 1977), S. 89-91.

Kind antwortet: »Aber ich kann dich nicht sehen, Papa, ich kann dich nicht sehen! Ich werde fallen!« Das Kind ist so voller Angst, daß es sich nicht von der Stelle rühren will. Der Rauch hat seinen Blick getrübt, und es kann den Vater unten nicht sehen. »Aber ich kann dich sehen, Junge! Spring, und ich fange dich auf!«

Manchmal sind wir wie das ängstliche Kind. Wir können Gott nicht fühlen und wollen darum jenen Glaubenssprung nicht wagen. Aber auch wenn wir uns von Gott verlassen fühlen, ist er doch da und wartet. In unseren Depressionen müssen wir ihn mit uns gehen und uns wieder aus ihnen herausführen lassen.

Lesen Sie die gute Nachricht und freuen Sie sich!

Bewahre mich, Gott; denn ich traue auf dich (Ps 16,1).

Ich habe den Herrn allezeit vor Augen; steht er mir zur Rechten, so werde ich fest bleiben (Ps 16,8).

Ja, du machst hell meine Leuchte, der Herr, mein Gott, macht meine Finsternis licht (Ps 18,29).

Der Herr ist mein Licht und mein Heil; vor wem sollte ich mich fürchten? Der Herr ist meines Lebens Kraft; vor wem sollte mir grauen? (Ps 27,1).

Herr, höre meine Stimme, wenn ich rufe; sei mir gnädig und erhöre mich (Ps 27,7).

Gott ist unsere Zuversicht und Stärke, eine Hilfe in den großen Nöten, die uns getroffen haben (Ps 46,2).

Gott, sei mir gnädig nach deiner Güte, und tilge meine Sünden nach deiner großen Barmherzigkeit (Ps 51,3).

Schaffe in mir, Gott, ein reines Herz, und gib mir einen neuen, beständigen Geist (Ps 51,12).

Wirf dein Anliegen auf den Herrn; der wird dich versorgen

und wird den Gerechten in Ewigkeit nicht wanken lassen (Ps 55,23).

Meine Seele ist stille zu Gott, der mir hilft (Ps 62,2).

Kapitel 2

Wer wird depressiv?

Depressionen befallen jeden – Männer und Frauen, alle Altersstufen, reich und arm. Nur weil jemand erfolgreich ist, heißt das nicht, daß er vor Depressionen geschützt ist. Ebensowenig sind bestimmte Menschentypen anfälliger für Depressionen als andere. Künstler, Filmstars, Politiker, Menschen im Rampenlicht der Öffentlichkeit, kreative und sensible Menschen, erfolgreiche und berühmte Personen sind es nicht mehr als jeder andere auch. Sie stehen nur mehr im Vordergrund als andere. Wenn sie depressiv werden, scheint die ganze Welt davon zu wissen.

Besondere Risikofaktoren für Depressionen

Wie steht es mit den Risikofaktoren, die die Wahrscheinlichkeit, daß ein Mensch depressiv wird, erhöhen? Manche Bevölkerungsgruppen sind eindeutig gefährdeter als andere. Folgende Risikofaktoren gibt es:

1. Geschlecht. Umfassende Forschungen haben ergeben, daß mehr Frauen als Männer depressiv werden. Im nächsten Hauptteil werden wir dieses Phänomen näher betrachten.

2. Alter. Jüngste Bevölkerungsstatistiken belegen, daß depressive Symptome häufiger bei jungen Erwachsenen (18 – 44) auftreten als bei der älteren Generation. Damit unterscheidet sich unsere Zeit vom Beginn des zwanzigsten Jahrhunderts, als die Statistiken für ältere Erwachsene eine höhere Depressionsrate auswiesen. Heute werden aber auch die Älteren depressionsanfälliger, je länger das Leben dauert.

3. Familienstand. Bei getrennt lebenden und geschiedenen Menschen treten Depressionen häufiger auf als bei denjenigen, die niemals verheiratet waren oder die gegenwärtig verheiratet sind. Bei Verheirateten ist die Rate niedriger als bei alleinlebenden Personen.

4. Religion. Zwischen Religion und depressiven Symptomen wurde keinerlei Zusammenhang festgestellt, außer bei einigen wenigen kleinen extremen religiösen Gruppen, die durch Eheschließungen mit nahen Verwandten Inzucht üben. Bei ihnen kommen die ernsthafteren Formen der Depression viermal so oft vor wie üblich, vermutlich aufgrund des starken genetischen Faktors in der Verursachung.

5. Soziale Schicht. Weder auf einer beruflichen, finanziellen noch ausbildungsmäßigen Ebene gibt es eindeutige Beweise dafür, daß die Rate der depressiven Symptome bei Personen mit einem niedrigeren sozioökonomischen Status wesentlich höher ist.

6. Genetische Faktoren. Im Verlauf der letzten 10 bis 20 Jahre ist das Wissen um die genetischen Faktoren, die Depressionen verursachen, enorm gewachsen. Es gibt starke Beweise dafür, daß Erbfaktoren einen Menschen anfällig machen für die bipolaren Störungen (früher als manisch-depressive Störungen bezeichnet). Die Bedeutung der Erbfaktoren ist bei den anderen Formen von Depressionen weniger eindeutig.

7. Biologische Faktoren. Beinahe monatlich enthüllt die Erforschung der Gehirnfunktionen und deren Beziehungen zum Körper etwas mehr von der Komplexität dieser Materie. Man geht immer mehr davon aus, daß das Gehirn an mehreren unterschiedlichen Stellen im Körper eine klinische Depression auslösen kann. Die Wechselwirkungen sind komplex und bis heute unklar. Körperliche Krankheit erhöht mit ziemlicher Sicherheit das Risiko der Depression, aber das gilt auch für das Vorhandensein einer bestimmten »höchst anfälligen« Physiologie.*

---

* Archibald Hart, *Depression in the Ministry and Other Helping Professions* (Waco, TX: Word Books, 1984); bearbeitet nach S. 26-28.

Frauen und Depressionen

In den Vereinigten Staaten ist die Wahrscheinlichkeit, daß Frauen als depressiv diagnostiziert werden, zwei- bis sechsmal größer als bei Männern. Manchmal ist man der Ansicht, dieses Ungleichgewicht beruhe auf einer mangelhaften Interpretation von Statistiken, weiblichen Hormonen oder der Tatsache, daß Frauen eher Hilfe suchen als Männer. Aber die meisten Studien kommen zu dem Schluß, daß Frauen tatsächlich viel depressiver sind als Männer.

Siebzig Prozent aller Antidepressiva werden Frauen verordnet. Es werden mehr Frauen als je zuvor wegen Depressionen behandelt. Der Alkoholismus, der bisher vorwiegend ein Problem der Männer war, ist bei Frauen auf dem Vormarsch. Und es spielt dabei keine Rolle, ob eine Frau berufstätig oder eine von der Außenwelt isolierte Hausfrau ist. Beide sind depressionsanfällig und erleben die Depressionen aus denselben Gründen.

Es gibt zahlreiche Ursachen für das vermehrte Auftreten von Depressionen bei der weiblichen Bevölkerung. Erstens wurde in der westlichen Gesellschaft Druck auf die Frauen ausgeübt, eine abhängige, passive Rolle zu übernehmen. Viele Frauen sind niemals zur Selbständigkeit ermutigt worden, und es besteht ein Zusammenhang zwischen »erlernter Hilflosigkeit« und Depressionen.

Außerdem hat man in der Vergangenheit manchen Frauen beigebracht, ihre persönlichen Wünsche herabzuschrauben und sich für ihr Wohlbefinden auf die dominierenden Männer zu verlassen. Das trug nicht sonderlich zu einer gesunden Selbstachtung bei und führte somit zu Depressionen.

Zweitens steuern die Ehen etlicher Frauen ebenfalls zu Depressionen bei. Manche Männer sind recht unsensibel im Blick auf die innere Verfassung ihrer Frau. Anstatt ihr zu helfen und sie zu unterstützen, reagieren Ehemänner oft mit Kritik, Entmutigung und einer mangelnden Bereitschaft, zuzuhören. Ein anderer Grund für Depressionen in der Ehe steht in direktem Zusammenhang mit der größer werdenden Mobilität unserer Zeit und der zunehmenden Einbindung der Frau in die Arbeitswelt. Die durchschnittliche berufstätige Frau ist abgeschnitten von ihren Freundinnen, denen sie vertraut und mit denen sie sich eingehend auf einer intimen Ebene austauscht. Die Frauen im neunzehnten Jahrhundert waren viel enger miteinander verbunden als die Frauen von heute. Und dafür muß bezahlt werden – mit zunehmenden Depressionen.

Drittens sind viele Frauen depressiv, weil sie bestimmte ungelöste Fragen mit in ihr Erwachsensein hineingebracht haben. Maggie Scarf sagt in ihrem ausgezeichneten Buch *Unfinished Business: Pressure Points in the Lives of Women*, daß keine Frau wirklich reif wird, bevor sie nicht eine große Wagenladung ungelöster Fragen bewältigt hat. Dazu gehören die folgenden:

1. Unvollendete Aufgaben beim Heranwachsen. Es ist wichtig, sich durch die Entwicklungsstufen des Lebens wie Jugend, emotionale Trennung von den Eltern, die 20er und die 30er und so weiter hindurchzuarbeiten. Wenn bei einer Frau in diesen notwendigen Übergangsstadien Defizite entstehen, kann sie »steckenbleiben« und depressiv werden.

2. Ungelöste Traumata. Manche Frauen werden erwachsen mit psychologischen Rechnungen, die unbezahlt blieben. Depressionen treten vielfach deshalb auf, weil man als Kind durch Mißbrauch oder Inzest gequält wurde. Zorn, Depressionen und Schuldgefühle sind häufige Begleiterscheinungen dieser Traumata der Vergangenheit.

3. Nicht abgeschlossene Angelegenheiten. Es gibt auch wichtige Angelegenheiten aus der Vergangenheit, denen manche Frauen sich nicht gestellt haben. Nicht vergebener Groll oder Ressentiments können Depressionen hervorrufen. Und oftmals, wenn eine Depression auftritt, betrachtet eine Frau die oberflächlichen Ursachen und ignoriert dabei die verborgenen Wurzeln. Hormonelles Ungleichgewicht und Hypoglykämie (Verminderung des Blutzuckers) mußten oft zu Unrecht als tiefere Ursachen für Depressionen herhalten.*

Unsere Gesellschaft erlaubt den Frauen traditionell, Schwächen oder Probleme zuzugeben und Hilfe zu suchen, besteht aber darauf, daß Männer fest bleiben und sich tapfer zeigen. Unglückli-

---

* Maggi Scarf, *Unfinished Business: Pressure Points in the Lives of Women* (New York: Doubleday & Co, 1980).

cherweise wurde den Männern in unserer Kultur beigebracht, weder ihre Schwächen zuzugeben noch ihre inneren Gefühle zu offenbaren. Es ist eine interessante Feststellung, daß es wesentlich mehr männliche als weibliche Alkoholiker gibt und daß die Rate der erfolgreichen Selbstmorde bei Männern dreimal so hoch ist wie bei Frauen. Vielleicht gehen Männer mit ihren Depressionen nur anders um als Frauen.

Profil einer Depression

Lassen Sie uns im Detail untersuchen, wie es aussieht, wenn jemand depressiv ist. Im Nachfolgenden zeigen wir zehn der üblichsten Charakteristika einer Depression auf.

1. Niedergeschlagenheit. Der Mensch empfindet ein allgemeines Gefühl der Hoffnungslosigkeit, Verzweiflung, Traurigkeit, Apathie und Düsterkeit. Depressive Personen beschreiben sich manchmal als abgelehnt, entmutigt, niedergeschlagen oder zu Tode betrübt. Sie haben vielleicht einen traurigen, nach unten verzogenen Mund, eine gerunzelte Stirn und ein müdes Aussehen.

Richard Berg spricht von »geistlicher Traurigkeit«.

> Traurigkeit ist eine tief im geistlichen Selbstverständnis sitzende Wunde. Oftmals läßt sie den depressiven Menschen in erheblichem Maße leiden; man kann sie als »Baum, der in der Dunkelheit gedeiht«, ansehen. Die beiden Wurzeln dieses Baumes sind – (1) die Ansicht, man sei ungeliebt, verbunden mit einer verblüffenden Unfähigkeit zu vergeben (Ressentiment), und (2) die Auffassung, man könne nicht geliebt werden, was verbunden ist mit einem Widerstreben, Vergebung anzunehmen (Perfektionismus). Diese Auffassungen zerstören die eigene Sicht von der Gegenwart und verdunkeln den Blick für die Zukunft. Dieser »Baum der Dunkelheit« kann nicht gedeihen in dem Licht, das Gottes bedingungslose und heilende Liebe bringt. Der Herr möchte die geistliche Traurigkeit heilen und uns aus der Dunkelheit herausführen: »Er bringt den Elenden gute Botschaft, verbindet die zerbroche-

nen Herzen, verkündigt den Gefangenen die Freiheit und den Gebundenen, daß sie frei und ledig sein sollen« (Jes 61,1). Tatsächlich sagte Jesus von sich selber: »Ich bin das Licht der Welt. Wer mir nachfolgt, der wird nicht wandeln in der Finsternis, sondern wird das Licht des Lebens haben« (Joh 8,12). Der Psalmist frohlockt über Gottes heilende, liebende Gegenwart: »Ja, du machst hell meine Leuchte, der Herr, mein Gott, macht meine Finsternis licht« (Ps 18,29).*

Die Wunde der Traurigkeit ist verknüpft mit Schuld, Leere und Zweifel. Da sind Schuldgefühle über das eigene Empfinden der Unvollkommenheit. Es überrascht nicht, daß viele Menschen, die mit Depressionen kämpfen, Perfektionisten sind. Sie setzen so hohe Maßstäbe, daß sie leicht versagen. Aufgrund des scheinbaren Versagens empfinden sie eine Last oder Not.

Jesus sagt allen, die Schuldgefühle haben: »Und siehe, da brachten sie zu ihm einen Gelähmten, der lag auf einem Bett. Als nun Jesus ihren Glauben sah, sprach er zu dem Gelähmten: Sei getrost, mein Sohn, deine Sünden sind dir vergeben« (Mt 9,2). »Kommt her zu mir, alle, die ihr mühselig und beladen seid; ich will euch erquicken. Nehmt auf euch mein Joch und lernt von mir; denn ich bin sanftmütig und von Herzen demütig; so werdet ihr Ruhe finden für eure Seelen. Denn mein Joch ist sanft, und meine Last ist leicht« (Mt 11,28–30).

Da ist ein Gefühl der Leere. Der Depressive hat keine Hoffnung und fühlt sich ungeliebt. Er meint, er habe keine Freunde oder Menschen, die sich für ihn interessieren. Der Psalmist faßte solche Gefühle in Worte, als er schrieb: »Herr, Gott, mein Heiland, ich schreie Tag und Nacht vor dir … Denn meine Seele ist übervoll an Leiden, und mein Leben ist nahe dem Tode. Ich bin denen gleich geachtet, die in die Grube fahren, ich bin wie ein Mann, der keine Kraft mehr hat. Ich liege unter den Toten verlassen, wie die Erschlagenen, die im Grabe liegen, derer du nicht mehr gedenkst und die von deiner Hand geschieden sind … Ich bin elend und

* Richard R. Berg und Christine McCartney, *Depression and the Integrated Life* (NY: Alta House, 1981).

dem Tode nahe von Jugend auf; ich erleide deine Schrecken, daß ich fast verzage« (Ps 88,2.4-6.16).

Jesus sagt: »Ein Dieb kommt nur, um zu stehlen, zu schlachten und umzubringen. Ich bin gekommen, damit sie das Leben und volles Genüge haben sollen« (Joh 10,10). »Das sage ich euch, damit meine Freude in euch bleibe und eure Freude vollkommen werde« (Joh 15,11).

Der Depressive zweifelt an sich selbst und daran, daß andere Menschen ihn lieben, und er entwickelt bald Ressentiments. Wenn er die Ressentiments nicht ausspricht und sich nicht mit ihnen auseinandersetzt, können sie ein Nährboden für Depressionen sein. Was sagt uns das Wort Gottes?

> »Denn also hat Gott die Welt geliebt, daß er seinen eingeborenen Sohn gab, damit alle, die an ihn glauben, nicht verloren werden, sondern das ewige Leben haben« (Joh 3,16).
> »Was meint ihr? Wenn ein Mensch hundert Schafe hätte und eins unter ihnen sich verirrte: läßt er nicht die neunundneunzig auf den Bergen, geht hin und sucht das verirrte? Und wenn es geschieht, daß er's findet, wahrlich, ich sage euch: er freut sich darüber mehr als über die neunundneunzig, die sich nicht verirrt haben. So ist's auch nicht der Wille bei eurem Vater im Himmel, daß auch nur eines von diesen Kleinen verloren werde« (Mt 18,12–14).
> »Ich bin der gute Hirte. Der gute Hirte läßt sein Leben für die Schafe« (Joh 10,11).

2. Verlust der Perspektive. Wenn ein Mensch depressiv ist, dann verliert er die Perspektive. Die Art und Weise, in der er sein Leben, seine Arbeit und seine Familie sieht, ist verändert. Jemand hat es einmal so formuliert:

> Es besteht ein großer Unterschied zwischen traurig sein und depressiv sein. Wenn meine Frau und ich gelegentlich einen Streit haben, bin ich traurig darüber. Ich mag das nicht. Aber es gehört zum Leben. In ziemlich kurzer Zeit vertragen wir uns wieder. Die Sache beunruhigt mich, aber ich kann relativ gut schlafen und bin noch immer guten Mutes. Wenn ich aber

depressiv bin, ist das etwas völlig anderes. Dann schmerzt es überall; die Depression ist beinahe körperlich spürbar. Ich kann abends nicht einschlafen, und ich kann nachts nicht durchschlafen. Obwohl es auch noch Zeiten gibt, in denen ich recht munter bin, überkommt mich die negative Stimmung beinahe jeden Tag. Das färbt die Art und Weise, in der ich alles betrachte. Wenn meine Frau und ich Streit haben, erscheint unsere Ehe hoffnungslos. Wenn ich ein Geschäftsproblem habe, bei dem ich normalerweise mit etwas Spannung und Frustration reagieren würde, aber das ich sofort und angemessen angehen würde, dann habe ich das Gefühl, ein schlechter Geschäftsmann zu sein, und ich kämpfe mit dem Problem des Selbstvertrauens anstatt mit den vor mir liegenden Fragen.*

Depressionen verzerren unsere Lebensperspektive. Jeder von uns versteht das Leben auf dem Hintergrund seiner Erfahrungen. Unsere Erinnerungen sind immer gegenwärtig, und sie beeinflussen die Art und Weise, in der wir das Leben begreifen, indem sie uns ein bestimmtes Erwartungsgefühl geben. Unsere Wahrnehmungen geschehen automatisch, und wir glauben, daß das, was wir wahrnahmen, die wirkliche Welt ist.

Richard F. Berg beschreibt unsere Fähigkeit, ähnlich wie eine Kamera wahrzunehmen. Fotografen können das Bild der Realität durch den Gebrauch verschiedener Objektive oder Filter verändern. Daher kann eine Kamera ein verschobenes oder verzerrtes Bild der Welt liefern. Ein Weitwinkelobjektiv gibt ein wesentlich breiteres Panorama wieder, aber die Gegenstände erscheinen weiter entfernt und kleiner. Ein Teleobjektiv hat eine engere und mehr selektive Sichtweise des Lebens. Es kann sich auf eine schöne Blume konzentrieren, aber dabei schließt es den Rest des Gartens aus. Zufriedene und lächelnde Menschen erscheinen, wenn man sie durch ein Fischaugen-Objektiv anstatt durch ein normales Objektiv betrachtet, verzerrt und unwirklich. Filter können die Wirklichkeit verwischen, Bilder in Teile zerlegen, Dunkelheit in

* Frederick R. Flach, *The Secret Strength of Depression* (NY: J. B. Lippincott Co., 1974), S. 15.

eine helle Szene bringen oder sogar Nebel hervorbringen. Daher kann eine fotografische Sicht der Welt verzerrt sein.

Wenn wir depressiv sind, verzerrt sich unsere Wahrnehmung der Welt. Die Depression ist wie ein Set von Foto-Filtern, die sich auf die dunkleren Teile des Lebens konzentrieren und die Wärme, die Aktion und die Freude aus einer Szene herausnehmen. Ein Fotograf weiß um die Verzerrung, die er erzeugt, wenn er die Objektive wechselt. Der Depressive ist sich jedoch kaum der Verzerrung bewußt, die er durch das Wechseln der Objektive hervorruft. Wenn wir depressiv sind, sind wir teilweise blind, ohne es zu wissen. Und je größer das Ausmaß unserer Depression ist, desto größer ist die Verzerrung.

Was verzerren wir? Wir verzerren das Leben selber. Es verliert seinen Reiz und seinen Sinn. Wir verzerren das Bild Gottes. Wir meinen, er sei weit fort und kümmere sich nicht um uns. Ein riesiger Abgrund oder eine hohe Mauer scheint uns von Gott zu trennen. Und wir verzerren außerdem unsere eigene Sicht von uns selbst. Unser Wert, unsere Bedeutung und unsere Fähigkeiten sind verschwunden.

Für den Depressiven besteht ein Teil seines Lebensweges darin, das verzerrende Objektiv seines Geistes gegen ein realistisches umzutauschen. Gewöhnlich brauchen wir dazu die Hilfe anderer Menschen. Wenn wir depressiv sind, müssen wir um Hilfe bitten. Wenn wir jemanden kennen, der depressiv ist, müssen wir jenem Menschen beistehen, wie es die Freunde des blinden Mannes im Markusevangelium taten.

> »Und sie kamen nach Betsaida. Und sie brachten zu ihm einen Blinden und baten ihn, daß er ihn anrühre. Und er nahm den Blinden bei der Hand und führte ihn hinaus vor das Dorf, tat Speichel auf seine Augen, legte seine Hände auf ihn und fragte ihn: Siehst du etwas? Und er sah auf und sprach: Ich sehe die Menschen, als sähe ich Bäume umhergehen. Danach legte er abermals die Hände auf seine Augen. Da sah er deutlich und wurde wieder zurechtgebracht, so daß er alles scharf sehen konnte« (Mk 8,22–25).

Die Freunde ergriffen die Initiative für den Blinden. Dieser vertraute aber seinen Freunden und erlaubte ihnen, ihn zu Jesus zu führen. Unsere depressiven Freunde müssen wir geduldig zu Jesus führen. Und wenn wir selber depressiv sind, dann müssen wir anderen erlauben, uns zu dem Einen zu bringen, der unsere Augen öffnen kann. In unserer Blindheit brauchen wir einen Führer.

Lesen Sie immer wieder die hoffnungsvollen Worte aus Jesaja: »Aber die Blinden will ich auf dem Wege leiten, den sie nicht wissen; ich will sie führen auf den Steigen, die sie nicht kennen. Ich will die Finsternis vor ihnen her zum Licht machen und das Höckerige zur Ebene. Das alles will ich tun und nicht davon lassen« (Jes 42,16).*

3. Verwirrung des Handlungsmusters. Der Depressive erfährt Veränderungen in physischen Aktivitäten – Essen, Schlafen, Sexualität. Manche Menschen mögen nicht mehr essen, während andere scheinbar einen Weltrekord darin aufstellen wollen, alles in sich hineinzuschlingen. Manche schlafen andauernd, während andere überhaupt nicht schlafen können. Das sexuelle Interesse verschwindet, und manche Männer stellen fest, daß sie impotent sind. Sexuelle Unfähigkeit wiederum verstärkt bei Depressiven das Gefühl der Wertlosigkeit. Ein Nachlassen des sexuellen Interesses sollte immer die Frage aufwerfen, ob ein Mensch unter Depressionen leidet.

4. Verlust der Selbstachtung. Der Depressive sieht sich selbst immer weniger positiv und stellt seinen eigenen persönlichen Wert zunehmend in Frage. Sein Selbstvertrauen ist dauernd auf einem Tiefstand.

5. Sozialer Rückzug. Der depressive Mensch zieht sich von anderen Menschen zurück, weil er eine grundlose Furcht hegt, zurückgewiesen zu werden. Unglücklicherweise kann das Verhalten des Depressiven tatsächlich eine gewisse Ablehnung von anderen hervorrufen. Der Depressive sagt Lieblingsaktivitäten ab, ruft nicht wieder an und sucht es zu vermeiden, andere zu sehen oder mit ihnen zu sprechen.

6. Flucht. Es besteht ein Verlangen, vor Problemen und sogar vor dem Leben selber zu fliehen. Gedanken, die Familie zu verlas-

* Hart, *Depression in the Ministry and other Helping Professions*, bearbeitet nach S. 26 – 28.

sen oder wegzulaufen, sind ebenso üblich wie das Meiden anderer Menschen. Selbstmordgedanken kommen auf, weil man glaubt, das Leben sei ohne Hoffnung und Wert.

7. Überempfindlichkeit. Der Depressive ist überempfindlich in bezug auf das, was andere Menschen sagen und tun. Er kann Handlungen und Kommentare falsch und negativ interpretieren und durch diese falschen Wahrnehmungen irritiert werden. Oftmals weint ein solcher Mensch leicht wegen der falschen Interpretationen.

8. Emotionelle Probleme. Der depressive Mensch hat Schwierigkeiten beim Umgang mit fast all seinen Gefühlen, besonders mit dem Zorn. Zorn kann sowohl gegen die eigene Person wie gegen andere gerichtet werden. Der Zorn auf sich selber basiert auf dem Gefühl der eigenen Wertlosigkeit und dem mangelnden Wissen, wie man mit einer Situation umgehen soll. Oftmals richtet sich der Ärger unberechtigterweise nach außen, das heißt, gegen andere.

9. Schuldgefühle. Schuld ist ein anderes Charakteristikum der Depression. Der Grund der Schuld kann real oder eingebildet sein. Häufig entstehen Schuldgefühle, weil der Depressive annimmt, daß er irgendwie im Unrecht sei oder daß es seine Schuld sei, daß andere Menschen aufgrund seiner Depressionen unglücklich sind.

10. Abhängigkeit. Häufig führen Depressionen in einen Zustand der Abhängigkeit von anderen Menschen. Das wiederum verstärkt das eigene Gefühl der Hilflosigkeit, und man wird zornig über die eigene Hilflosigkeit.

Es ist wichtig, sich daran zu erinnern, daß, wenn ein Mensch depressiv wird, er sich gewöhnlich so verhält, daß seine Depressionen dadurch verstärkt werden. Lesen Sie noch einmal den obigen 10-Punkte-Katalog, und Sie werden anfangen zu sehen, wie dies funktioniert.

Das Profil eines depressiven Menschen, das im Vorangegangenen gezeichnet wurde, kann in sich selbst etwas depressiv sein. Aber wir können nicht über die Heilung sprechen, ohne das Problem zu diagnostizieren. Wir sind noch immer dabei, die Merkmale der Depression aufzuzeigen. Aber verzweifeln Sie nicht – es gibt hilfreiche Lösungen in den folgenden Kapiteln!

Kapitel 3

Sind Depressionen Sünde?

Christen fragen oft: »Sind Depressionen Sünde? Ist es Sünde, wenn ein Christ depressiv ist? Wann sind Depressionen sündhaft?« Depressionen sind an und für sich keine Sünde, aber es gibt einige Faktoren im Zusammenhang mit den Depressionen, die mit Sünde zu tun haben.

Einige Ursachen für Depressionen können auf sündhaftes Verhalten und sündiges Denken zurückgeführt werden. Wenn unser Verhalten mit dem biblischen Wertsystem in Konflikt gerät, können Schuld und Depressionen die Folge sein. Man könnte hier von geistlichen Depressionen sprechen. Es ist überaus wichtig, die sündhafte Ursache zu erkennen, einzuordnen und sich mit ihr auseinanderzusetzen, damit die Depressionen wieder abklingen können. In solchen Fällen ist die heilende Kraft Jesu Christi die Lösung. Man darf keinesfalls vergessen, daß manche Depressionen auch nach dem Sündenbekenntnis, der Buße und der Annahme der Vergebung Christi nicht sofort verschwinden. Das ist normal, da die biologischen Veränderungen, die während der Depressionen auftreten, Zeit zum Heilen benötigen.

Ignoriert man seine Depressionen, anstatt sich ihnen zu stellen und Hilfe zu suchen, oder weigert man sich, die Anweisungen zur Überwindung der Depressionen zu befolgen, so halten manche dies für sündhaft.

In Jakobus 4,17 lesen wir: »Wer nun weiß, Gutes zu tun, und tut's nicht, dem ist's Sünde.« Vielleicht besteht für manche depressiven Christen das »Gute« in dem Wissen, daß sie etwas tun können, um aus ihren Depressionen herauszukommen. Vernachlässigt man den Körper, indem man zu wenig schläft, ißt und zuviel arbeitet, so kann das eine Mißachtung des Leibes sein, der ein Tempel des Heiligen Geistes ist.

Es gibt auch Situationen, in denen Menschen ihre Depressionen selbstsüchtig dazu benutzen, um das Mitleid und die Sympathie von anderen zu wecken, und sogar, um andere Menschen zu beherrschen. Das verlängert die Krankheit und verwandelt die Depression in eine Waffe.

Befassen Sie sich nicht allzusehr mit der Sünde, wenn Sie depressiv sind. Depressionen können die Folge von Sünde sein, aber an sich sind sie keine Sünde. Im Zustand der Depressionen besteht die übertriebene Neigung, sich der Selbstverdammung hinzugeben; man befaßt sich vornehmlich damit, wie schrecklich alles ist und es auch weiterhin sein wird. Die gute Nachricht lautet aber: Wenn Sünde eine Rolle spielt, sind Vergebung und Annahme möglich. Das ist ein gesunder Gesichtspunkt.

Viele Menschen sind überrascht, wenn sie den Bericht über Jesu Verzweiflung im Garten Gethsemane lesen. Jesus war ein vollkommener Mensch und frei von aller Sünde, aber dennoch völlig Mensch, und er wurde versucht wie wir. Betrachten Sie den Bericht in Matthäus 26,36–38:

> »Da kam Jesus mit ihnen zu einem Garten, der hieß Gethsemane, und sprach zu den Jüngern: Setzt euch hier, solange ich dorthin gehe und bete. Und er nahm mit sich Petrus und die zwei Söhne des Zebedäus und fing an zu trauern und zu zagen. Da sprach Jesus zu ihnen: Meine Seele ist betrübt bis an den Tod; bleibt hier und wacht mit mir.«

Jesus wußte, was mit ihm geschehen sollte, und dieses Wissen machte ihn depressiv. Er fühlte sich wegen seiner Depressionen nicht schuldig, und ebensowenig sollten wir Schuldgefühle hegen. Aber unsere Depressionen bewirken eine Verzerrung des Lebens und verstärken sämtliche Schuldgefühle, die wir haben. Und so führen Schuldgefühle über die Depressionen zu weiteren Depressionen.

Gottes Warnsystem

Dr. Archibald Hart beschreibt den positiven Aspekt von Depressionen.

Depressionen sind ein Symptom, das uns warnt, wenn wir in tiefes Wasser kommen. Sie sind, so glaube ich, von Gott als eine emotionale Reaktion gedacht, die uns bremsen, uns aus dem Rennen nehmen und uns auf die Seite ziehen soll, damit wir Inventur machen können. Ich würde sogar sagen, daß die Depressionen uns zu Gott zurücktreiben sollen im Hinblick auf Vertrauen und Kraft. Sie sind ein schützender Mechanismus, der uns von weiterem Streß befreit und uns Zeit zur Erholung gibt.*

Diese Frage gehört in den größeren Fragenkomplex, warum Gott es zuläßt, daß wir krank werden oder sündigen. Als Menschen haben wir die Fähigkeit, Gefühle zu erfahren, und zwar nicht nur Gefühle der Freude, sondern auch Gefühle der Traurigkeit. Vielleicht ist die dunkle Seite unseres Gefühlslebens dazu da, uns zu Gott zu treiben. Wenn wir immer glücklich wären, würden wir vielleicht nie empfinden, daß wir Gott brauchen. Depressionen haben zweifellos eine positive Seite. Gott hat uns, so glaube ich, aus einem sehr guten Grund mit der Fähigkeit ausgestattet, Depressionen erleben zu können.

Depressionen sind wie der Schmerz. Obwohl der Schmerz unangenehm ist, ist er ein Warnsystem und wesentlich für unser Überleben. Wir würden nicht fragen: »Warum läßt Gott es zu, daß ich Schmerzen empfinde?« Wenn ich keinen Schmerz empfinden würde, dann würde ich am ersten Tag, an dem ich aus der Haustür träte, getötet.

Gott hat mich außerdem mit der Fähigkeit ausgestattet, Depressionen zu erleben, damit ich über ein sehr wichtiges Warnsystem verfüge, das mir sagt, wenn etwas nicht stimmt. Aber er erlaubt mir nicht, depressiv zu sein in dem Sinne, daß er mir Depressionen als eine Form von Strafe auf meinen Weg schickt. Er hat meine gesamte Strafe am Kreuz auf sich genommen. Aber er hat mir mit den Depressionen ein wunderbares Geschenk gegeben, das ich als ein wichtiges Warnsystem einsetzen können sollte. Wenn wir in der Lage sind, diese Unterscheidung zu machen, dann können wir, so meine ich,

---

* Archibald Hart: *Depression: Coping and Caring* (Arcadia, CA: Cope Publications, 1978), S. 11.

vermeiden, daß wir auf eine ungesunde Weise auf Depressionen reagieren. Denn dadurch werden sie nur größer.*

Depressiv zu werden ist eine normale psycho-biologische Reaktion auf den Streß. Wir bewältigen den Streß des Lebens sowohl auf einer physischen wie auf einer psychologischen Ebene. Jeder Gedanke und jedes Gefühl kann eine Veränderung in der Chemie unseres Nervensystems hervorrufen. Wenn wir die verschiedenen Ursachen für Depressionen betrachen, sehen wir, wie umfassend der Zusammenhang ist.

Dr. Frederick Flach vertritt die Ansicht, daß die meisten Menschen in unserer Gesellschaft sich sehr davor hüten, sich selber kennenzulernen. Jedes Ereignis oder jede Veränderung im Leben eines Menschen, die ihn dazu zwingt, seinen Schutzwall einzureißen, kann schmerzhaft sein. Akute Depressionen können jedoch die Gelegenheit sein, mehr über sich selber zu erfahren und wieder ein Stück reifer zu werden.

Dr. Theodore Rubin sagt, daß Depressionen ein Signal dafür sind, daß Veränderung notwendig ist. Es kann sich bei ihnen um eine der konstruktivsten Phasen im Leben eines Menschen handeln – wenn er auf die Zeichen reagiert. Depressionen können uns dazu veranlassen, die Luft zu reinigen; sie können uns dabei behilflich sein, Jahre von aufgestautem Zorn und Schmerz abzuwerfen. Wenn der depressive Mensch so handelt, dann kann er sich dahingehend entwickeln, daß er Wärme und Liebe empfindet, und er kann seine Erwartungen dem Leben, sich selber und anderen Menschen gegenüber neu abstecken.**

Unglücklicherweise werden wir oft von unseren eigenen Depressionen in Angst und Schrecken versetzt. Wir fragen uns, ob wir gesündigt oder dem Herrn gegenüber auf irgendeine Weise versagt haben. Wir erschrecken auch über die Depressionen eines anderen Gläubigen, vor allem, wenn es sich bei ihm um unseren Ehegatten handelt.

Es ist schwierig zu wissen, wie man auf eine depressive Person reagieren soll. Anstatt auf die Depressionen so zu reagieren, daß

---

* Ebd., S. 22.

** Dr. Theodore Rubin, »Psychiatrist's Notebook«, *(Ladies Home Journal*, May 1976), bearbeitet nach S. 26.

wir sie als Signal sehen und nach ihrer Ursache suchen, möchten wir eher sagen: »Komm schnellstens da heraus« oder »Ein echter Christ wird nicht depressiv« oder »Weißt du nicht, daß Depressionen Sünde sind?« Wenn Sie depressiv wären und jemand so etwas zu Ihnen sagen würde, wie würden Sie sich dann fühlen? Wäre Ihnen damit geholfen, oder gerieten Sie noch tiefer in die Verzweiflung?

Leider haben viele von uns gehört, wie Pfarrer von der Kanzel herab predigten, daß Depressionen Sünde seien. Immer wenn ich so etwas höre, dann tut mir das fast körperlich weh. Es schmerzt mich für die Menschen im Gottesdienst, die vielleicht depressiv sind. Und ich frage mich, was eine solche Botschaft in ihnen wohl bewirken mag.

Einem depressiven Menschen stelle ich in der Seelsorge oft folgende Frage: »Können Sie Gott irgendwie dafür danken, daß Sie depressiv sind?« Die Reaktion darauf ist gewöhnlich ein erstauntes Gesicht. Depressionen tun weh. Was also könnte ich nur mit der Frage meinen, ob ein Mensch Gott für seine Depressionen danken könne? Ich möchte sagen: »Vielleicht sind sie ein Signal, daß ein Bereich Ihres Lebens nach Beachtung und Hilfe schreit. Wenn Sie nicht depressiv wären, dann wären Sie vielleicht in einer noch schlechteren Verfassung!«

Wir sollten die Depressionen als eine Botschaft ansehen, auf die wir so schnell wie möglich reagieren müssen. Wenn wir später die vielen Ursachen für Depressionen betrachten, werden wir erkennen, warum dies so ist. Auch werden wir noch mehrere biblische Gestalten betrachten, die mit Depressionen konfrontiert wurden, und wir werden der Frage nachgehen, was dieser Umstand für ihr Leben bedeutete.

Einige geistliche Zusammenhänge

Was geschieht geistlich gesehen, wenn eine Depression auftritt? Gibt es voraussagbare Symptome oder Tendenzen? Gewöhnlich findet man zwei Extreme. Das üblichste ist der Rückzug von Gott. Wir neigen dazu, nicht mehr wie bisher zu beten und die Bibel zu lesen. Warum? Vermutlich weil wir das Gefühl haben, daß Gott uns entweder verworfen oder verlassen hat. Weil Schuld Teil der Depressionen ist, glauben wir gerne, daß Gott uns durch Verwerfung straft, und das bewirkt den geistlichen Rückzug. Aber Gott versteht, durch was wir hindurchgehen. Weder verwirft noch straft er uns. Die eigene Abkapselung führt lediglich zu einer Verstärkung unserer Depressionen.

Aber auch das genaue Gegenteil kann auftreten. Depressionen können einen Menschen dazu bringen, sich zuviel mit geistlichen Dingen zu beschäftigen. Unter Umständen ist das eine Kompensation für Schuldgefühle. Jeden Tag werden viele Stunden mit Bibellesen und Beten verbracht, aber die Depressionen gehen dadurch nicht weg. Tatsächlich kann diese intensive Aktivität das Abklingen der Depressionen verhindern, weil wir andere Gebiete unseres Lebens, die ebenfalls der Aufmerksamkeit bedürfen, vernachlässigen.

Vielleicht kennen Sie die Geschichte vom Frosch und dem kochenden Wasser. Wenn Sie einen Frosch in einem Topf mit kaltem Wasser auf den Herd setzen, dann beginnt er zu schwimmen. Er vergnügt sich. Wenn Sie die Platte unter dem Topf aufheizen und das Wasser allmählich erwärmen, bemerkt der Frosch nicht, daß sich die Temperatur verändert. Er gleicht sich der Temperatur des Wassers an. Im Laufe der Zeit wird das Wasser sehr heiß, dann kocht es und schließlich ist auch der Frosch gekocht. Die Hitze kommt aber so allmählich und schleichend, daß der Frosch gar nicht bemerkt, was geschieht, bis es zu spät ist.

So ist es auch mit den Depressionen: sie im Frühstadium zu erkennen, ist oft schwierig. Wir beobachten vielleicht einige der Symptome, aber vergegenwärtigen uns nicht, um was es sich handelt, bis sie sich verstärken. Und wenn wir tiefer in die Depressionen hineingeraten sind, ist es wesentlich schwieriger, sich aus ihrer Umklammerung zu befreien. Beachten Sie die nachfolgend beschriebenen drei Stufen von Depressionen.

Leichte Depressionen. Ihre Stimmung ist vielleicht ein wenig getrübt. Sie interessieren sich nicht mehr so viel für die Dinge, an denen Sie sich normalerweise freuen. Vielleicht sind Sie auch ein wenig mutlos. Ihr Denken ist aber noch normal. Möglicherweise gibt es einige körperliche Symptome, aber Ihre Schlaf- und Eßgewohnheiten bleiben unverändert. Vielleicht sind Sie geistlich manchmal ein wenig auf dem Rückzug.

Wenn Sie diese Symptome als Hinweis auf eine Depression erkennen können (und wenn es sich hierbei um eine Reaktionsdepression handelt), dann sind Sie immer noch in der Lage, sich aus der Depression zu befreien. Stellen Sie sich diese Fragen: Was will mir meine Depression sagen? Was könnte die Ursache für diese Reaktion sein? Wie könnte ich mich jetzt am besten stabilisieren? Würde es helfen, jetzt mit anderen darüber zu reden, und wenn ja, mit wem? Welche Bibelstellen wären jetzt hilfreich, oder welche andere Quelle könnte helfen? (Ein Leseplan ist nützlich. Dazu können ein Andachtsbuch und spezielle Abschnitte aus der Bibel gehören. Vergleichen Sie hierzu die diesbezüglich vorgeschlagenen Abschnitte im Anhang dieses Buches.) Welches Verhalten oder welches Vorgehen würde mir jetzt im Augenblick helfen?

Mittelschwere Depressionen. Sämtliche bisher genannten Symptome sind verstärkt vorhanden. Ein die Oberhand gewinnendes Gefühl der Hoffnungslosigkeit tritt jetzt auf. Das Denken ist etwas langsam, da die negativen Gedanken über die eigene Person zunehmen. Aus nicht ersichtlichen Gründen können plötzlich Tränen fließen. Schlaf- und Eßprobleme treten auf – entweder schläft und ißt man zu viel oder zu wenig. Der geistliche Kampf wird größer, da die Neigung, sich von Gott zurückzuziehen, zunimmt. In diesem Stadium benötigen Sie vermutlich jemanden, der Ihnen hilft, mit den Depressionen umzugehen. Vielleicht sind Sie jedoch nicht geneigt, einem anderen Menschen Ihre Schwierigkeiten anzuvertrauen. Doch das verstärkt das Dilemma nur noch.

Schwere Depressionen. Alle bisher genannten Symptome treten in einem sehr verstärken Ausmaß auf. Die persönliche Vernachlässigung wird offensichtlich, da auf die äußere Erscheinung und Sauberkeit wenig Wert mehr gelegt wird. Es ist eine harte Pflicht, die täglichen Aufgaben zu verrichten. Die geistlichen Symptome sind offensichtlich – entweder Rückzug oder übermäßige Beschäftigung. Der schwer depressive Mensch weint oft und kennt intensive Gefühle der Ablehnung, Zurückweisung, Entmutigung, der Selbstverurteilung, des Selbstmitleids und der Schuld. Die Eß- und Schlafmuster sind erheblich gestört.

Ein Mensch, der bei sich selber leichte Depressionen feststellt, will nicht depressiv sein, weiß aber oft auch nicht, wie er davon loskommen soll. Um ein Abgleiten in mittelschwere oder schwere Depressionen zu vermeiden, ist es besonders wichtig, daß wir die leichten Depressionen »fahrenlassen«. Sie »fahren zu lassen« bevor wir in die Tiefen stürzen, ist der Schlüssel, das Auftreten von langanhaltenden, schweren Depressionen zu vermeiden.

Stellen Sie sich zur Verdeutlichung einmal vor, daß Sie in einem tiefen Teich Wasser treten und dabei einen schweren Stein tragen. Das Gewicht des Steines beginnt, Sie nach unten zu ziehen. »Ich sinke«, sagen Sie sich, aber Sie lassen den Stein nicht los. Irgendwann schlagen dann die Wellen über Ihrem Kopf zusammen. Sie sinken weiter und denken: »Ich sinke immer tiefer und tiefer und tiefer.«

Sind Sie die Ursache dafür, daß Sie versinken? Nein! Es ist der große Stein. Lassen Sie ihn los, dann haben Sie die Möglichkeit, wieder an die Oberfläche zu gelangen.

Oder vielleicht entdecken Sie beim Schwimmen, daß Sie müder sind, als Sie angenommen hatten. Vielleicht ist aber auch das Wasser tiefer und die Strömung stärker, als Sie erwartet hatten. Wenn Sie sofort etwas unternehmen, können Sie schnell ans Ufer gelangen und ein mögliches Unglück verhindern. Und hoffentlich lernen Sie etwas aus dieser Erfahrung. Im leichten Stadium der Depressionen können Sie ähnlich reagieren.

Aber wenn die Strömung zu stark ist oder Sie völlig erschöpft sind und beinahe untergehen, dann benötigen Sie die Hilfe eines Rettungsschwimmers. Wenn Sie bereits mittelschwere oder schwere Depressionen haben, wenn diese Sie bewegungsunfähig gemacht haben und Sie sich hilflos fühlen, dann brauchen Sie die Hilfe eines Menschen, der liebevoll, stark, entschieden und ein guter Zuhörer ist, und der Ihnen beim Herausziehen hilft.

Wo ist Gott, wenn ich depressiv bin?

Jesaja 43,1–3 sagt: »Und nun [ungeachtet des vorausgegangenen Gerichts wegen Israels Sünde] spricht der Herr, der dich geschaffen hat, Jakob, und dich gemacht hat, Israel: Fürchte dich nicht, denn ich habe dich erlöst; ich habe dich bei deinem Namen gerufen; du bist mein! Wenn du durchs Wasser gehst, will ich bei dir sein, daß dich die Ströme nicht ersäufen sollen; und wenn du ins Feuer gehst, sollst du nicht brennen, und die Flamme soll dich nicht versengen. Denn ich bin der Herr, dein Gott, der Heilige Israels, dein Heiland. Ich habe Ägypten für dich als Lösegeld gegeben [an die Babylonier], Kusch und Seba [eine Provinz in Äthiopien] an deiner Statt.«

Diese tröstliche Bibelstelle widerspricht einer falschen Auffassung, die Gläubige häufig vertreten. Viele Menschen haben den Eindruck, daß das Christsein eine Versicherungspolice gegen die Schwierigkeiten und emotionellen Probleme des Alltags sei. Aber dieser Abschnitt besagt nicht, daß wir um oder über das Feuer oder Wasser gehen. Er besagt vielmehr, daß Gott an unserer Seite ist, wenn wir hindurchgehen! Inmitten von Schwierigkeiten ist es möglich, Frieden und Zufriedenheit zu erfahren.

Elizabeth Skoglund sagt in ihrem Buch *The Whole Christian*:

> Viele Christen scheinen zu glauben, daß sie immer das Gegenteil von depressiv sein sollen, nämlich glücklich und voller Freude. Die Richtigkeit oder Falschheit dieser Ansicht liegt in der persönlichen Definition der Worte. Eine leichte Art fortwährender »Hoch«-Gefühle ist meiner Meinung nach nicht das, was Gott von uns erwartet; und wenn man lehrt, daß dies ein notwendiges Charakteristikum eines guten Christen sei, so verursacht man damit große Mutlosigkeit und Schuld. Was Gott einem Christen gibt, ist ein gerütteltes Maß an Zufriedenheit. Eine Frau, die sehr viel gelitten hatte, sagte einmal unter Tränen: »Ich bin dankbar, daß Gott meine Schmerzen gebraucht hat, um etwas Gutes in die Welt zu bringen, und wenn es mir möglich wäre, einen anderen Weg zu gehen, und ich würde dieses Gute verlieren, dann würde ich nicht einmal die Schmerzen anders haben wollen. Aber ich habe die Schmerzen nie gern gehabt und habe sie auch jetzt nicht gern.« Diese Frau war zufrieden, aber nicht masochistisch fröhlich über ihre Leiden. Manchmal war sie depressiv und voller Angst, aber niemals verlor sie das tiefe Empfinden, daß Gott ihr Leben kontrollierte und ihr Kraft gab. Solch eine Haltung erin-

nert an die Worte von Paulus: »Wir sind von allen Seiten bedrängt, aber wir ängstigen uns nicht. Uns ist bange, aber wir verzagen nicht. Wir leiden Verfolgung, aber wir werden nicht verlassen. Wir werden unterdrückt, aber wir kommen nicht um« (2. Kor 4,8.9).*

Vielleicht gibt es einen depressiven Menschen, der diesen Bericht liest und nun sagt: »Aber so ist es bei mir nicht. Ich bin nicht zufrieden mit meinen Depressionen«, und der sich nun noch unglücklicher fühlt. Denken Sie daran, daß viel Zeit notwendig ist, bis ein Mensch einen solchen Standpunkt einnehmen kann. Das geschieht nicht über Nacht. Es ist aber möglich! Wenn Sie anfällig sind für Depressionen, dann müssen Sie ein Bewußtsein für Gottes große Liebe zu Ihnen entwickeln. Die folgende Paraphrasierung von 1. Korinther 13 mit der Überschrift »Weil Gott mich liebt« wird Ihnen helfen, sich auf Gottes Liebe »einzustimmen«. Lesen Sie sich die Paraphrasierung jeden Morgen und jeden Abend laut vor. Konzentrieren Sie sich auf die Worte. Bringen Sie ihre Bedeutung durch die Betonung zum Ausdruck. Wenn Sie hören, daß Ihre eigene Stimme Tatsachen über Gottes Liebe ausspricht, dann wird das Wissen um jene Liebe allmählich in Ihr Leben einsickern.

Weil Gott mich liebt

1. Korinther 13,4–8

Weil Gott mich liebt, hat er große Geduld mit mir.

Weil Gott mich liebt, nimmt er die Umstände meines Lebens und gebraucht sie auf eine konstruktive Weise für mein Wachstum.

Weil Gott mich liebt, behandelt er mich nicht wie einen Gegenstand, den man besitzt und manipuliert.

---

* Elizabeth R. Skoglund, *The Whole Christian* (NY: Harper & Row, 1976), S. 12.

Weil Gott mich liebt, muß er mich nicht damit beeindrucken, wie groß und mächtig er ist, weil er Gott ist, noch setzt er mich herab als sein Kind, um mir zu zeigen, wie wichtig er ist.

Weil Gott mich liebt, ist er für mich. Er möchte sehen, daß ich reif werde und in seiner Liebe wachse.

Weil Gott mich liebt, ist er tief betrübt, wenn ich nicht auf den Wegen gehe, die ihm gefallen, denn er sieht dies als Beweis dafür an, daß ich ihm nicht so sehr vertraue und ihn nicht so liebe, wie ich es sollte.

Weil Gott mich liebt, freut er sich, wenn ich seine Macht und Stärke erlebe und unter dem Druck des Lebens um seines Namens willen aufrecht stehenbleibe.

Weil Gott mich liebt, arbeitet er geduldig an mir weiter, selbst wenn mir nach Aufgeben zumute ist und es für mich nicht ersichtlich ist, warum er mich nicht auch aufgibt.

Weil Gott mich liebt, vertraut er mir weiter, wenn ich mir manchmal selber nicht mehr vertraue.

Weil Gott mich liebt, sagt er niemals, daß es keine Hoffnung für mich gebe; statt dessen arbeitet er geduldig an mir und erzieht mich auf eine solche Art und Weise, daß mir die Größe seines Interesses an meiner Person schwer verständlich ist.

Weil Gott mich liebt, läßt er mich nie im Stich, auch wenn viele meiner Freunde dies täten.

Weil Gott mich liebt, steht er zu mir, wenn ich den Abgrund der Verzweiflung erreicht habe, wenn ich mein wahres Ich erblicke und es mit seiner Rechtschaffenheit, Heiligkeit, Schönheit und Liebe vergleiche. In einem solchen Augenblick kann ich wirklich glauben, daß Gott mich liebt.

Ja, die größte aller Gaben ist Gottes vollkommene Liebe!*

Ja, auch Christen werden depressiv. Und obwohl Depressionen keine Sünde sind, so muß man doch mit ihnen genauso umgehen wie mit der Sünde – schnell und entschieden. Christen, die Gottes Warnsystem der Depressionen keine Beachtung schenken, werden bald in einen Kampf mit den Depressionen und ihren Nebenwirkungen verstrickt.

* Dr. Dick Dickinson, *Christian Psychologist*, (Fullerton, CA).

Kapitel 4

Warum werden Menschen depressiv?

Obwohl es schwierig ist, die genauen Gründe für manche Depressionen präzise festzustellen, gibt es viele eindeutig identifizierbare und behandlungsfähige Ursachen für Depressionen. In diesem Kapitel wollen wir einige der am häufigsten auftretenden Gründe dafür, daß Menschen depressiv werden, näher betrachten.

Defizite der Vergangenheit

Ein Kind ist von seiner Mutter abhängig im Blick auf körperliche und emotionale Fürsorge und entsprechendes Überleben. In den meisten Fällen gibt primär die Mutter dem Kind Wärme, Nahrung und liebevolle Zärtlichkeit. Solche Freundlichkeit vermittelt dem Kind eine Botschaft der Liebe und Geborgenheit. Wenn es ein Bedürfnis hat, geht die Mutter darauf ein. Die Mutter hört aufmerksam auf sein Rufen, und so lernt das Kind zu vertrauen, denn treue Fürsorge baut Vertrauen auf.

Was aber geschieht, wenn das Kind wiederholt vernachlässigt wird, oder wenn die Mutter statt dessen mit einem Mangel an Liebe reagiert? Das Kind lernt bald, daß es der Mutter und anderen Menschen nicht vertrauen kann. Es beginnt, sich vernachlässigt und abgelehnt zu fühlen. Es versteht den Grund dafür nicht, aber in seinen Augen erscheint die Welt als nicht vertrauenswürdig, unzuverlässig und ohne Liebe. Diese eindeutigen Erfahrungen lassen beim Kind ein gewisses Maß an Frustration, Zorn und Ressentiments entstehen. Wem kann es vertrauen?

Ressentiments sind ein Gefühl des Widerwillens oder der bitteren Empörung gegenüber einer anderen Person. Und je größer die Ressentiments sind, desto stärker ist das Depressionspotential. Man bezeichnet Ressentiments auch wohl als erneut durchdachten Zorn. Unser Verstand gibt uns »Instant-Erinnerungen« an schmerzhafte Erfahrungen, ähnlich den Wiederholungen bei einem Fußballspiel im Fernsehen. Unglücklicherweise neigen diese Wiederholungen in unserem Geist dazu, sich auf negative Erfahrungen zu konzentrieren. Wir benötigen einen Löschknopf am Videogerät unseres Geistes. Das Festhalten an Ressentiments ist wie das Hätscheln einer Klapperschlange. Irgendwann einmal beißt die Schlange zu, und der Biß der Ressentiments ist häufig eine Depression.

> Gefühle des Ressentiments und des Zornes entwickeln sich in den ersten Lebensjahren wie Sämlinge und existieren unter der Oberfläche weiter bis ins Erwachsenenalter, wo sie es dem mit Defiziten belasteten Menschen erschweren, jemandem zu vergeben. Solche Defizite und mißtrauenbildende Erlebnisse prädestinieren einen Menschen häufig dafür, später im Leben anfällig für Depressionen zu werden.*

Falsche Ernährung und Ruhezeiten

So einfache Dinge wie unangemessenes Essen oder falsche Ruhezeiten können Depressionen verursachen. Der Mensch, der nicht regelmäßig ißt oder ausreichend schläft, kann feststellen, daß er depressiv wird, weil er seinem Körper die Nahrung und die Ruhe entzieht, die dieser braucht, um richtig funktionieren zu können. Universitätsstudenten leiden häufig unter dieser Art von Depressionen. Dagegen gibt es ein einfaches und offensichtliches Rezept: Iß richtig und schlafe genug.**

Dieses Prinzip steht im Einklang mit der biblischen Lehre, daß der Leib des Gläubigen ein Tempel des Heiligen Geistes ist. Das regelmäßige Zu-sich-Nehmen von gesunder Nahrung ehrt den

---

* H. Norman Wright, *Making Peace with Your Past* (Old Tappan, NJ: Fleming H. Revell, 1985).

** H. Norman Wright, *The Christian Use of Emotional Power* (Old Tappan, NJ: Fleming H. Revell, 1976).

Heiligen Geist, weil sein Wohnort dadurch instandgehalten wird. Das ist auch angebracht angesichts unserer Berufung, Gott unseren Leib hinzugeben: »Ich ermahne euch nun, liebe Brüder, durch die Barmherzigkeit Gottes, daß ihr eure Leiber hingebt als ein Opfer, das lebendig, heilig [hingegeben, geweiht] und Gott wohlgefällig ist. Das sei euer vernünftiger Gottesdienst« (Röm 12,1).

Reaktion auf Medikamente

Von der Reaktion auf bestimmte Medikamente können auch die Stimmungen eines Menschen betroffen sein. Es ist möglich, daß Medikamente, die verordnet wurden, um ein körperliches Problem wieder in Ordnung zu bringen, eine chemische Veränderung im Körper bewirken, die zur Schwermut führt. In gewisser Hinsicht beeinflussen alle Medikamente den Körper und die geistigen Prozesse. Wenn ein Medikament zu einer Vergiftung des Gehirns oder des Nervensystems führt, dann sind unter Umständen schwere Depressionen die Folge. Wenn jemand über einen längeren Zeitraum zu viel von einem Medikament oder einem Beruhigungsmittel einnimmt, ist er ein potentieller Kandidat für eine Vergiftungsdepression. Die Symptome sind Lustlosigkeit, Interesselosigkeit und Konzentrationsschwäche. Häufig zeigt ein solcher Mensch merkwürdige und unlogische Denkmuster, die seinem normalerweise guten Urteilsvermögen völlig widersprechen. In vielen Fällen klingen die Depressionen und die Medikamentenvergiftung ab, wenn das Medikament einen oder mehrere Tage nicht mehr im Körper ist.*

Es kam einmal eine sehr depressive Studentin zu mir in die Seelsorge. In mehreren Gesprächen gelang es uns nicht, der Sache auf den Grund zu gehen, bis sie erwähnte, daß sie einige Wochen vorher ihren Frauenarzt aufgesucht hatte. Sie klagte über Unregelmäßigkeiten in ihrem Menstruationszyklus, und so verschrieb ihr der Arzt die Pille, um das Problem zu beheben. Eine Woche spä-

---

* Ebd., S. 78.

ter schlugen die Depressionen zu. Nachdem wir miteinander gesprochen hatten, ging die junge Frau erneut zu ihrem Arzt, und er setzte die Pille ab. Innerhalb von wenigen Tagen verschwanden die Depressionen. Die Studentin gehörte zu denjenigen Frauen, die die Pille aufgrund ihrer Nebenwirkungen nicht vertragen.

Wenn jemand irgendwelche Medikamente einnimmt, seien sie vom Arzt verschrieben oder nicht, und er bekommt Depressionen, dann sollte er den Rat und die Hilfe seines Arztes suchen. Vielleicht ändert dieser die Dosierung oder gibt ein anderes Medikament. Es ist unklug, Medikamente ohne ärztliche Verordnung zu nehmen.

Chemisches Ungleichgewicht

Unser Körper besitzt die Fähigkeit, Depressionen zu erzeugen. Unser endokrines System umfaßt die verschiedenartigsten Drüsen, die Hormone in unseren Blutkreislauf pumpen. Wenn ein Ungleichgewicht des Hormonspiegels vorhanden ist, können Stimmungsschwankungen die Folge sein. Ein Ungleichgewicht der steroiden Hormone, die von der Adrenalindrüse erzeugt werden, ruft unter Umständen Depressionen hervor. Störungen des Hypothalamus (Boden des Zwischenhirns) können emotionale Höhen und Tiefen verursachen.

Es gibt viele andere körperliche Ursachen für Depressionen. Infektionen des Gehirns oder des Nervensystems, Infektionen des gesamten Körpers, Hepatitis und Hypoglykämie können Depressionen verursachen. Andere Störungen der Drüsen, etwa eine zu niedrige oder zu hohe Schilddrüsenfunktion, große Unregelmäßigkeiten bei der ovarialen Hormonproduktion und ein Ungleichgewicht der Sekretbildung der Adrenalin- oder schleimproduzierenden Drüsen können ebenso Grund für eine bestimmte Art von Depressionen sein. Gewöhnlich zeigen sich zusätzlich noch andere Symptome und körperliche Veränderungen.

Auch der Mineralstoffwechsel in unserem Körper kann Auswirkungen auf unsere Stimmungen haben. Wir benötigen ein Gleichgewicht von Mineralien wie Natrium, Kalium, Magnesium und Kalzium, die man auch wohl Elektrolyten nennt. Sie bilden das

Kommunikationssystem unserer Nerven. Wenn Nerv A Nerv B etwas mitteilen will, dann wandert ein elektrischer Impuls durch die Zellen von Nerv A zu den Zellen von Nerv B. Zwischen Nerv A und Nerv B gibt es aber eine kleine Lücke. Wenn alles richtig funktioniert, dann ist der Impuls in der Lage, diese Lücke zu überbrücken, und die richtige Kommunikation ist hergestellt. Es gibt Millionen von Zellen im Gehirn, die auf diese Weise miteinander kommunizieren, und jede Sekunde können sich in ein und demselben Nerv zahlreiche Kommunikationsabläufe abspielen.

Was geschieht nun, wenn der Mineralstoffwechsel in unserem Körper aus dem Gleichgewicht gerät? Ganz einfach. Entweder ist die Botschaft, die von Nerv A zu Nerv B gesendet wird, nicht stark genug, oder sie wird nicht richtig gesendet oder empfangen. Es gibt mehrere Theorien darüber, warum solche Störungen auftreten.

Eine Theorie bezieht sich auf das Ausmaß von Streß in unserem Leben. Wenn sich jemand emotional relativ lange und intensiv in einem Zustand des Zorns, der Verzweiflung oder der Angst befindet, so wird eine überhöhte Menge an Adrenalin und anderen Hormonen in unseren Blutkreislauf ausgeschüttet. Es kann auch sein, daß der Körper in extremen Situationen gewisse »Nervensender« produziert. Unter Umständen hat dies zur Folge, daß die überhöhte biochemische Produktion die Sensibilität des Nervs verändert, der die Botschaft empfängt, oder daß bei der oben erwähnten »Lücke« eine Fehlfunktion eintritt, oder daß die Nerven geschwächt werden.

Wie verhält es sich mit den Familien, bei denen Depressionen recht häufig auftreten? Vielleicht ist bei ihnen ein genetischer Defekt vorhanden, der das Kommunikationssystem der Nerven an irgendeiner Stelle schwächt, so daß es hier leichter zusammenbricht. Selbst wenn eine solche Familie keine Vorgeschichte hinsichtlich der Depressionen hat, können manche ihrer Mitglieder eine angeborene oder erworbene Schwäche des nervlichen Kommunikationssystems haben.

Dieses System wird stark von der Ernährung beeinflußt. Die Nährstoffe, die in unseren Lebensmitteln enthalten sind, werden benötigt für die Energie und für die Synthese der chemischen Stoffe, die für die Erhaltung und Wiederherstellung unseres Körpers notwendig sind. Auch unser Gehirn braucht sie, und der Blutkreislauf transportiert sie dorthin. Manche Forscher sind der Meinung, daß Aminosäuren und auch die B-Vitamine eine deutliche Wirkung auf das Gehirn haben. Wenn Sie auf diesem Gebiet an weiteren Informationen interessiert sind, bitten Sie Ihren Arzt, Ihnen einige Bücher zu diesem bestimmten Thema zu empfehlen.

Unterdrückter Zorn

Unterdrückter Zorn, der sich nach innen, das heißt, gegen die eigene Person richtet, führt zu Depressionen. Tatsächlich gebraucht man den Begriff »unterdrückte Wut« allgemein als Synomym für Depressionen. Bei dieser Art von Zorn hat sich die Wut von ihrer eigentlichen Ursache abgewendet und sich gegen die eigene Person gerichtet. William Blake beschrieb es in *A Poison Tree* (Ein Giftbaum) so:

> Ich war zornig auf meinen Freund:
> Ich sprach meinen Zorn aus, mein Zorn verschwand.
> Ich war zornig auf meinen Feind:
> Ich sprach es nicht aus, mein Zorn wuchs.*

Kummer

Reaktive Depressionen, gewöhnlich als »Kummer-Depressionen« bezeichnet, folgen unmittelbar auf den Verlust eines Angehörigen, des Arbeitsplatzes oder irgendeiner wichtigen Sache. Die Intensität dieser Art von Depressionen ist unmittelbar nach dem Verlust größer und läßt im Verlauf der Zeit nach. Während dieser Zeit sind die gewöhnlichen Lebensfunktionen des Betroffenen unter Umständen beeinträchtigt, aber diese können immer noch innerhalb von normalen Grenzen funktionieren. Aufgrund des erlittenen Verlustes ist ein Gefühl der Leere entstanden. Die Gefühle gegenüber der eigenen Person und die eigene Selbstachtung blei-

---

* Ebd., S. 78–80.

ben aber gleich. Diese Art von Kummer-Depression ist zu erwarten, wenn jemand einen Angehörigen verliert. Kummer ist sehr wichtig, um einem Menschen zu helfen, seine vollständige Funktionsfähigkeit wiederzuerlangen.*

Denken Sie daran, daß Jesus selber kurz vor seinem Verrat und seiner Kreuzigung eine Kummer-Depression erlebte: »Und er nahm mit sich Petrus und die zwei Söhne des Zebedäus und fing an zu trauern und zu zagen. Da sprach Jesus zu ihnen: Meine Seele ist betrübt bis an den Tod« (Mt 26,36.37).

Heute betonen mehr und mehr Forscher und Autoren die Rolle unserer Gedankenwelt bei der Verursachung von Depressionen. Schlechtes und negatives Denken ist die Wurzel vieler Depressionen. Dieses Denkmuster findet man bei Menschen, die wenig von sich selber halten oder ein unzutreffendes Bild von sich selber haben. Eine geringe Selbstachtung führt zu Depressionen, die wiederum das Maß an Achtung vor der eigenen Person verringern und damit die Depressionen verstärken. Es ist im wahrsten Sinne des Wortes ein Teufelskreis.

Da die Gedankenwelt eine solch wesentliche Ursache für Depressionen ist, werden wir uns im nächsten Kapitel eingehend mit ihr befassen.

---

* Ebd., S. 84–85.

Kapitel 5

Depressionen und negatives Denken

Eine der primären Ursachen von Depressionen ist ein negatives Denkmuster. Manche Menschen denken sich im wahrsten Sinne des Wortes ihren Weg in die Depression hinein, ohne daß irgendwelche stichhaltigen äußeren Ursachen vorhanden sind. In diesem Kapitel werden wir mehrere depressive Denkmuster darlegen und einige hilfreiche neutralisierende Strategien vorschlagen.

Das depressive Dreieck

Damit Sie den Denkprozeß eines depressiven Menschen verstehen lernen, betrachten wir drei falsche Denkmuster, die die gesamte Lebenssicht eines Menschen verzerren. Wir nennen diese Muster das depressive Dreieck.

1. Eine negative Sicht der Welt. Der erste Teil des depressiven Dreiecks bezeichnet einen Menschen, der seine Erfahrungen in einer negativen Art und Weise betrachtet, wodurch er eine negative Sicht von der Welt erhält. Er interpretiert seine Kontakte mit der Welt (zu Recht oder zu Unrecht) als Mißerfolg, Herabsetzung oder Beraubung. Das gesamte Leben ist nach Auffassung dieses Menschen voller Lasten und Hindernisse, und sein negatives Denken kann ihn völlig depressiv machen. Wenn er dann einmal depressiv ist, denkt er mit der Zeit immer negativer, was dann wiederum die Depression verstärkt.

2. Eine negative Sicht der eigenen Person. Der Mensch mit einer negativen Sicht von der Welt interpretiert seine Erfahrungen so, als würden sie ihm tatsächlich Schaden zufügen. Selbst neutrale Erfahrungen werden negativ interpretiert. Nimmt ein Freund eine neutrale Haltung ein, so wird das als Ablehnung aufgefaßt. Ein neutraler Kommentar gilt als feindliche Bemerkung. Das Denkmuster dieses Menschen wird dadurch verdunkelt, daß er in die Bemerkungen anderer das hineinliest, was zu den eigenen vorher gezogenen, negativen Schlußfolgerungen paßt.

Dieser Mensch stellt Behauptungen und willkürliche Theorien auf, die die Dinge verallgemeinern und aufblasen, wodurch ihm der Blick für das richtige Maß verlorengeht. Er ist so anfällig für das negative Denken, daß er Situationen automatisch negativ interpretiert. Mißerfolg lautet die Parole des Depressiven.

Der negativ Denkende hält sich selber für unfähig, ungeeignet und unwert. Er glaubt, er sei voller Fehler, unerwünscht und wertlos. Aufgrund seiner negativen Vorstellungen lehnt er sich selber als unannehmbares Mitglied der Gesellschaft ab.

3. Eine negative Sicht der Zukunft. Der dritte Teil des depressiven Dreiecks folgt ganz natürlich auf die ersten zwei. Da ein negativ denkender Mensch alle seine Erfahrungen und Beziehungen negativ interpretiert, geht er automatisch davon aus, daß seine Zukunft ebenfalls negativ sein wird. Er nimmt an, daß die gegenwärtigen Probleme andauern werden. Er wehrt sich gegen ein weiteres Leben voller Mühe, Frustration und Verlust.

Was sind die Folgen des depressiven Dreiecks? Das Opfer lebt unter der Wolke einer depressiven Stimmung. Es ist wie gelähmt, unfähig, die Umklammerung seiner negativen Gedanken zu lösen. Da er wenig für sich selber sorgt, ist er für die Sicherstellung seiner Grundbedürfnisse zunehmend von der Fürsorge anderer abhängig. Und da all seine Handlungen und Beziehungen zu seinem Leid beitragen, sucht er ihnen durch Meidung und manchmal durch Selbstmord zu entkommen.

Das Durchbrechen negativer Muster

Negative Selbstgespräche sind die Ursache dafür, daß negatives Denken sich in Depressionen verwandelt, denn das Denken beeinflußt einen Großteil der Gefühle. Beachten Sie den folgenden Ablauf in der Entwicklung unserer Gefühle und unseres Verhaltens:

> Etwas geschieht, und wir nehmen es wahr und interpretieren es.

Wir fangen an zu denken und beginnen mit den Selbstgesprächen.
Unser Gefühl setzt ein, etwa als Depression.
Jetzt folgt unser Verhalten.

Da Selbstgespräche ein solch bedeutsamer Faktor im negativen Denken sind, sollten wir vielleicht bei ihnen ansetzen, wenn wir von unseren Depressionen frei werden wollen. Wenn nötig, sollten wir 15 bis 20 Minuten am Tag damit verbringen, unsere Selbstgespräche auszuwerten und in Frage zu stellen. Das kann dazu beitragen, im Blick auf das Leben ein neues Reaktionsmuster zu schaffen.

Der erste Schritt besteht darin, die Selbstgespräche und die Ereignisse, die ihr Auftreten begünstigen, festzuhalten. Viele meiner Ratsuchenden benutzen ein Tagebuch, in das sie zumindest ein Ereignis pro Tag eintragen. Auf der folgenden Seite finden Sie das Beispiel einer solchen Tagebucheintragung.

Halten Sie das Ereignis in Spalte A fest und berichten Sie in Spalte C über das Gefühl, das damit verbunden war. In Spalte B beschreiben Sie dann möglichst genau Ihre Selbstgespräche. (Spalte D beachten wir vorläufig noch nicht.) Rufen Sie sich die Dinge ins Gedächtnis zurück, die Sie in jenem Augenblick zu sich selber gesagt haben. Oft nehmen wir unsere Gedanken und Auffassungen gar nicht wahr. Je verborgener und automatischer sie sind, desto größer sind ihre Macht über und ihr Einfluß auf uns. Wenn wir sie aber in das Licht des Bewußtseins bringen, verringern wir damit ihre Gewalt.

Wenn Sie Ihre Selbstgespräche festgehalten haben, dann besteht der nächste Schritt darin, ihnen zu widerstehen, sich mit ihnen auseinanderzusetzen oder sie in Frage zu stellen. Stellen Sie sich bei Ihren Eintragungen in Spalte D die folgenden Fragen:

1. Ist es möglich, diese Ansicht rational zu begründen?
2. Welchen Beweis gibt es dafür, daß diese Ansicht richtig ist?
3. Was könnte schlimmstenfalls geschehen, wenn diese Auffassung richtig wäre?
4. Gibt es irgendeinen Grund dafür, warum ich etwas tun

sollte oder müßte? Immer wenn Sie sagen »sollte«, sollten Sie sich vor allem auch fragen: »Warum sollte ich?«

Datum	A. Ereignis	B. Selbstgespräche	C. Gefühl	D. Erörterung*
20.9.	Selbstbeherrschung den Kindern gegenüber verloren.	»Ich sollte die Kinder nicht so anschreien; ich bin eine schreckliche Mutter.«	Depression.	
21.9.	Verabredung mit einem Freund vergessen.	»Jim ist bestimmt ärgerlich auf mich. Er denkt gewiß, daß ich ihm böse bin und daß ich ihn mit Absicht verletzt habe.«	Besorgt und schuldig.	
22.9.	Versuchte zu beten	»Gott ist zornig über mich, sonst würde er nicht zulassen, daß ich mich so verlassen und unglücklich fühle. Das ist das sichere Zeichen dafür, daß ich unverzeihlich schlecht bin; selbst Gott hat mich aufgegeben.«	Leere, Zweifel und Schuld.	

* Richard R. Berg und Christine McCartney, *Depression and the Integrated Life* (NY: Alta House, 1981), S. 141.

Weitere Ursachen für Depressionen

Selbstmitleid. Auch übermäßiges Selbstmitleid führt zu Depressionen. Tatsächlich weist ein übermäßig großes Selbstmitleid hin auf ein schwaches Selbstbewußtsein. Die meisten von uns bedauern sich dann und wann einmal selber – das ist normal; aber wenn man in diesem Gefühl schwelgt, lädt man die Depressionen geradezu ein.

Verhalten. Eine andere weit verbreitete Ursache für Depressionen hat mit unserem Verhalten zu tun. Wenn die Art und Weise, in der wir handeln, unserem moralischen Maßstab oder unserem Wertsystem widerspricht, dann können Depressionen die Folge sein. Ein Christ, der einen hohen moralischen Maßstab hat, aber in eine Affäre verwickelt wird, kann Depressionen bekommen. Ein Elternteil, der bei der Erziehung seiner Kinder nicht nach seinem Verständnis des biblischen Musters lebt, fragt sich vielleicht, warum er depressiv ist. Die Antwort könnte aber in dem Konflikt zwischen dem Maßstab, den er vertritt, und seinem tatsächlichen Verhalten liegen. Wenn unser Verhalten der biblischen Lehre Gewalt antut und dann Depressionen auftreten, dann müssen wir ganz ehrlich zugeben, daß Sünde die Ursache für unsere Depressionen sind.

Erfolg. Wußten Sie, daß Erfolg Depressionen hervorrufen kann? Jemand arbeitet hart, strebt nach einer Position und erreicht schließlich sein Ziel. Aber zu seinem großen Erstaunen wird er depressiv! Es kann sein, daß ihn die ganze emotionale und körperliche Energie, die er für seinen Erfolg aufwenden mußte, völlig erschöpft hat. Es kann aber auch sein, daß er sich in der neuen Position nicht am Platz und unsicher fühlt; vielleicht bedrohen die Anforderungen auf der höheren Leistungsebene seine Zuversicht und sein Selbstvertrauen. Die gerade erreichte Erfolgsstufe ist eben nicht nur eine Leistung, sondern bedeutet auch eine neue Herausforderung und noch mehr Arbeit!

Der Druck des Perfektionismus

Wenn man einen überaus hohen Maßstab hat (wenn man nämlich ein Perfektionist ist), so ist dies ein sicherer Weg, Depressionen in sein Leben einzuladen. Warum? Weil es unmöglich ist, in diesem Leben perfekt zu sein. Es ist so, als hätten wir zwei Türen, durch die wir gehen können: Die eine trägt die Aufschrift »Perfekt« und die andere die Aufschrift »Durchschnitt« oder sogar »Über dem Durchschnitt«. Wenn man die Perfektionstür öffnet, dann rennt man gegen ein Hindernis nach dem anderen an, und man landet auf der anderen Seite der Tür direkt vor einer Mauer aus Ziegeln. Aber die Durchschnittstür hat keine Wand auf der anderen Seite. Diejenigen, die durch diese Tür gehen, gelangen zu Wachstum und einem ausgeglichenen Leben.

Wir als Gläubige sind dazu aufgerufen, vollkommen zu sein. Aber dieser Ruf zur Vollkommenheit ist ein Ruf zu beständigem Wachstum und Reifen. Das bedeutet nicht, daß wir niemals irren oder einen Fehler machen dürfen. Eine objektive Einschätzung unserer eigenen Person bedeutet, daß wir unsere Stärken und Talente ebenso akzeptieren und erkennen wie die Gebiete in unserem Leben, in denen wir Mängel haben. Wenn es uns nicht gelingt, unserem unrealistischen Maßstab zu entsprechen, dann führt das bei uns selber entweder zu Zorn oder zu Depressionen oder zu beidem. Sind wir einmal depressiv, dann nehmen wir jedoch genau die entgegengesetzte Haltung uns gegenüber ein: »Ich kann überhaupt nichts richtig machen. Nichts klappt bei mir. Ich kann nicht einmal Durchschnitt sein.«

Der beste Zeitpunkt, perfektionistische Tendenzen aufzuarbeiten, ist nicht, wenn man mitten in den Depressionen steckt, sondern dann, wenn man sich selber objektiv gegenüberstehen kann. Es gibt eine Reihe von Schritten, um sich von dem deprimierenden Perfektionismus zu befreien.

Prüfen Sie Ihre Motive. Aus welcher Motivation heraus sind Sie ein Perfektionist? Es kann hilfreich sein, eine Liste anzulegen von den Vor- und Nachteilen des Perfektionismus. Dabei entdecken Sie vielleicht (wenn Sie ehrlich mit sich selbst sind), daß die Nachteile die Vorteile tatsächlich überwiegen. Vielleicht stellen Sie auch fest, daß Sie in der Lage sind, Aufgaben zu erfüllen, und daß Sie dabei aber nervös und reizbar werden. Auch bekommen Sie Angst, etwas Neues zu versuchen, und Sie werden unduldsam gegenüber anderen, die die Dinge anders angehen, und depressiv, wenn Sie versagen.

Beurteilen Sie Ihre Zufriedenheit. Vielleicht haben Sie die Vorstellung, daß Sie nur dann zufrieden sein können, wenn Sie nach Perfektion streben. Sie haben keine Freude am Leben oder sind unbefriedigt, wenn Sie dieses Ziel nicht erreichen. Überprüfen Sie diese Auffassung, indem Sie die Antiperfektionstabelle benutzen, von der Dr. David Burns spricht.* Tragen Sie in diese Tabelle das tatsächliche Maß an Befriedigung ein, das Sie durch Ihre Aktivitäten erlangen. Zu diesen Aktivitäten kann das Essen eines Steaks, das Mähen des Rasens, das Reparieren eines kaputten Toasters, die Vorbereitung einer Rede, das Waschen des Autos und ähnliches mehr gehören. Dann schätzen Sie sowohl ein, wie *perfekt* Sie jede einzelne Tätigkeit erledigt haben (wobei Sie eine Skala von 0 – 100 Prozent benutzen), als auch, wie *befriedigend* jede einzelne Tätigkeit war (wobei Sie dieselbe Skala benutzen).

Der Zweck dieser Aufgabe ist es, Ihnen zu zeigen, daß Ihre Befriedigung nicht davon abhängt, daß Sie perfekt sind. Auf der folgenden Seite finden Sie das Beispiel eines Arztes, der glaubte, daß er perfekt sein müsse.

---

* David Burns, *Feeling Good – The New Mood Therapy* (NY: A Signet Book, New American Library, 1980), S. 313.

Tätigkeit	Bericht über das Maß an Effektivität (von 0% bis 100%)	Bericht über das Maß der erfahrenen Befriedigung (von 0% bis 100%)
Kaputtes Rohr in der Küche repariert.	20% (Ich brauchte lange und machte viele Fehler.)	90% (Ich habe es tatsächlich geschaft!)
Unterricht in der Pflegeschule erteilt.	98% (Sie klatschten stehend).	50% (Sie klatschten meistens stehend. – Ich war von meinem Vortrag nicht besonders überwältigt.)
Nach der Arbeit Tennis gespielt.	60% (Ich verlor das Spiel, aber spielte gut.)	95% (Habe mich wirklich gut gefühlt. Spiel und Übung haben mir gefallen.)
Eine Stunde lang das Konzept meines neuesten Aufsatzes bearbeitet.	75% (Ich arbeitete länger als vorgesehen, verbesserte viele Fehler und strukturierte die Sätze besser.)	15% (Ich habe mir immer wieder gesagt, es sei noch nicht der endgültige Aufsatz, und fühlte mich ziemlich frustriert.)
Gespräch mit einem Studenten über seine berufli-	50% (Ich tat nichts besonderes. Ich hörte einfach sei-	90% (Er wirkte richtig froh über das Gespräch, daher fühlte

Geben Sie Ihre Ängste zu. Wissen Sie, daß Furcht oft ein treibender Faktor für Perfektionismus ist? Ich erinnere mich an einen Studenten, mit dem ich vor vielen Jahren zu tun hatte und der beinahe so etwas wie ein Zwangsperfektionist war. Er kam aus einem Elternhaus, wo er sich durch Pflichterfüllung die Liebe der Eltern verdienen mußte. Wenn er etwas versuchte und keinen Erfolg hatte, dann bekam er auch keine Liebe. Dadurch kam er in Schwierigkeiten. Seine Furcht vor dem Versagen wurde durch die quälenden Gedanken, die sich störend auf seine Konzentrationsfähigkeit auswirkten, noch vergrößert. Versagen beim Lernen war für ihn das Schlimmste. Als er zur Universität kam, verließ er diese vorzeitig nach den ersten vier Semestern, und zwar kurz vor der Abschlußprüfung, weil er dabei nicht versagen wollte (als »Versagen« bezeichnete er jede Leistung unterhalb der Note »Sehr gut«).

Jahrelang legte er sich durch seinen Perfektionismus selber lahm. Glücklicherweise erhielt er in der Seelsorge die Hilfe, die er brauchte. Als er verheiratet war und seiner Arbeit nachging, begann er nebenbei wieder zu studieren. Er war nun bereit, sein Bestes zu tun und jedes Ergebnis zu akzeptieren, das er erreichen konnte. In den ersten 12 Kursen erreichte er ein »Sehr gut«!

Die Ängste kommen oft automatisch in uns hoch. Sie sind Teil unserer tiefer verborgenen Selbstgespräche, die von Zeit zu Zeit als Störfaktor an die Oberfläche kommen. Dr. Burns berichtet zum Beispiel von einem Studenten, der sich fürchtete, eine Semesterarbeit abzugeben, weil diese »perfekt« sein mußte. Der Student erhielt den Auftrag, die Gedanken aufzuschreiben, die ihm automatisch in den Sinn kamen, und dann die Furcht zu identifizieren, indem er die »Vertikale-Pfeil-Methode« anwandte. Diese Methode ähnelt dem Abschälen der Häute einer Zwiebel, bis die Wurzeln des Perfektionismus freigelegt sind. Das Verfahren kann sehr hilfreich sein, da tiefliegende, zugeschüttete Ängste ans Licht gebracht werden. Hier ist Freds Weg.

Automatische Gedanken	Rationale Antworten
1. Ich habe keine besonders gute Arbeit geschrieben. »Wenn das so wäre, warum sollte es dann ein Problem für mich sein?«	1. Alles-oder-Nichts-Denken. Die Arbeit ist recht gut, wenn auch nicht perfekt.
2. Der Professor wird alle Schreibfehler und Schwachstellen bemerken. »Und warum sollte das ein Problem sein?«	2. Vernunft-Filter. Wahrscheinlich wird er die Schreibfehler bemerken, aber er wird die ganze Arbeit lesen. Sie enthält einige relativ gute Abschnitte.
3. Er wird denken, daß ich mir keine Mühe gegeben habe. »Und wenn er es tut, was dann?«	3. Gedankenlesen. Ich weiß nicht, ob er das denkt. Wenn es so ist, wäre es nicht das Ende der Welt. Viele Studenten machen sich keine Gedanken über ihre Arbeiten. Außerdem: Ich mache mir welche; wenn er also so denkt, hat er Unrecht.
4. Ich versage ihm gegenüber. »Wenn das der Fall wäre und er dächte so, warum würde mich das unglücklich machen?«	4. Alles-oder-Nichts-Denken. Ich kann nicht immer allen Menschen gleichzeitig gefallen. Ihm sagte der Großteil meiner bisherigen Arbeiten zu. Wenn ihm diese Arbeit nun nicht gefällt, wird er es überleben.

5. Ich bekomme eine schlechte Note für die Arbeit.
»Angenommen, es stimmt – was dann?«

5. Emotionale Überlegung. Ich habe deshalb diesen Eindruck, weil ich unglücklich bin. Aber ich kann die Zukunft nicht vorhersagen. Vielleicht bekomme ich eine mittelmäßige Note; eine wirklich schlechte ist sehr unwahrscheinlich.

6. Das würde mein Zeugnis ruinieren.
»Und was würde dann geschehen?«

6. Alles-oder-Nichts-Denken. Andere Leute verpatzen auch einmal etwas, und das scheint ihr Leben nicht zu ruinieren. Warum kann ich nicht auch einmal etwas verpatzen?

7. Das würde bedeuten, daß ich nicht die Art Student bin, die ich hätte sein sollen.
»Warum würde mich das so unglücklich machen?«

7. »Sollte«-Behauptung. Wer hat die Regel aufgestellt, daß ich immer so und so sein »sollte«? Wer hat gesagt, daß es meine Bestimmung und meine moralische Pflicht sei, einem bestimmten Maßstab zu genügen?

8. Die Leute werden ärgerlich über mich sein. Ich bin ein Versager. »Und angenommen, sie wären ärgerlich und ich wäre ein Versager. Warum wäre das so schrecklich?«	8. Wenn jemand ärgerlich über mich ist, dann ist das sein Problem. Ich kann nicht immer allen Leuten gleichzeitig gefallen – daran würde man zugrunde gehen. Es würde mein Leben zu einem nervösen, eingeengten und starren Durcheinander machen. Vielleicht sollte ich besser meinen eigenen Maßstab festsetzen und den Ärger eines anderen riskieren. Wenn ich bei dieser Arbeit versage, macht mich das noch keinesfalls zu einem Versager.
9. Dann wäre ich ausgestoßen und allein. »Und was dann?«	9. Nicht jeder wird mich verstoßen!
10. Wenn ich allein bin, dann kann ich mich nur noch elend fühlen.	10. Mißachtung positiver Fakten. Einige meiner glücklichsten Augenblicke erlebte ich, als ich allein war. Mein »Elend« hat nichts mit Alleinsein zu tun, sondern kommt aus der Furcht vor Mißbilligung und daraus, daß ich mich selber drangsaliere, weil ich dem perfektionistischen Maßstab nicht entspreche.*

Sie wissen, daß es nicht so schrecklich ist, Durchschnitt zu sein.

---

* Ebd., S. 319-320

Die Welt besteht größtenteils aus Durchschnittsmenschen. Durchschnitt bedeutet, daß wir unsere Stärken und Schwächen akzeptieren und versuchen, die schwachen Bereiche zu verändern. Als Gläubige haben wir das Glück, daß unsere Versuche zu wachsen nicht in der eigenen Kraft geschehen, sondern in der Kraft Gottes.

Das ist wahr! Wir sollen in unserem Leben nach Vollkommenheit streben. Aber das Streben nach Vollkommenheit unterscheidet sich erheblich von einer Gebundenheit an den Perfektionismus. Lassen Sie uns auf der nächsten Seite die schmale Linie betrachten, die diese beiden voneinander trennt. Das Schema stammt von Dave Stoop.*

---

* Dave Stoop, *Living with a Perfectionist* (Nashville, TN: Thomas Nelson Publishers, 1987), S. 59.

Die feine Linie zwischen

arbeitet für mich	arbeitet gegen mich
Vollkommenheit	**Perfektionismus**
»Echtes Streben« — persönliches Bestes	Streben nach »dem Ideal«

Einstellung

Realistisch: »Es ist...«	Idealistisch: »Es sollte sein ...«

Streben nach

Dem Möglichen — das Mögliche akzeptieren	Dem Unmöglichen — das Vollkommene verlangen

Selbstgespräche

Ich will ...		Ich muß ...
Ich wünsche ...	**Werden**	Ich sollte ...
Ich würde gerne ...		Ich sollte ...

Formuliert als

Eine Bitte oder einen Wunsch	Immer als eine Forderung

Motivation

Streben nach dem Positiven	Vermeiden des Negativen
Wunsch nach Erfolg	Furcht vor Versagen

Blickpunkt

Prozeß	Ergebnis

Position

Frei... in bezug auf Vollkommenheit	Sklave... im Gefängnis des Perfektionismus

Erwartungen

Das persönliche Beste	Das Beste im Vergleich mit allen anderen

Das Leben gilt als

Willkommene Herausforderung	Gefürchteter Fluch

Folgen

1. Vollbringen	1. Enttäuschung
2. Annahme	2. Verurteilung
3. Erfüllung	3. Frustration
4. Erfolg	4. Versagen

Leben in

Realität	Fantasie
Realer Welt	Fantasienwelt

Grundlinie

DIE WAHRHEIT: Menschen und Dinge haben nicht die Fähigkeit, vollkommen zu sein.	EINE LÜGE: Menschen und Dinge haben die Fähigkeit, vollkommen zu sein.

Kapitel 6

Depressionen und Verlust

Verlust ist die Ursache zahlreicher Depressionen. Immer wenn ein Mensch einen tatsächlichen oder eingebildeten Verlust erleidet, können Depressionen die Folge sein. Darum versuchen wir in der Seelsorge an depressiven Menschen immer herauszufinden, ob die betreffende Person irgendeinen Verlust erlitten hat.

Viele Verluste werden als Bedrohung der Sicherheit oder der Selbstachtung empfunden, da man den Gegenstand oder die Person, die man verloren hat, als lebenswichtig für die eigene Existenz oder das Funktionieren des alltäglichen Lebens einschätzt. Es ist durchaus normal, wenn Jugendliche Depressionsanfälle erleiden, weil der übliche Entwicklungsprozeß die Teenager mit vielen tatsächlichen Verlusten und Bedrohungen ihrer Selbstachtung konfrontiert. Sie wollen unabhängig sein, und dennoch verursachen die Loslösung vom Elternhaus und das Treffen von eigenen Entscheidungen Angst und Unsicherheit.

Die Forschung befaßt sich immer mehr mit der Frage, wie Menschen auf Verlust oder auch auf Veränderungen in ihrem Leben reagieren. Ein 1971 in *Science Digest* erschienener Artikel berichtet über eine von Dr. Eugene S. Pakyel vorgenommene Untersuchung. Es wurden insgesamt 373 Personen gebeten, die Ereignisse aufzulisten, unter denen sie am meisten leiden würden. Die 25 schmerzlichsten Ereignisse (und diejenigen, die eine depressive Reaktion herbeiführen können) sind ihrer Wichtigkeit nach:

1. Tod eines Kindes
2. Tod des Ehepartners
3. Gefängnisstrafe
4. Ein ungläubiger Ehepartner
5. Große finanzielle Schwierigkeiten
6. Geschäftliches Versagen
7. Entlassung

8. Fehlgeburt oder Totgeburt
9. Ehescheidung
10. Eheliche Trennung aufgrund eines Streites
11. Anklage vor Gericht
12. Ungewollte Schwangerschaft
13. Schwere Krankheit in der Familie
14. Einmonatige Arbeitslosigkeit (Weitere Studien zeigen, daß vier von fünf Ehen mit einer Scheidung enden, wenn der Mann neun Monate oder länger arbeitslos ist.)
15. Tod eines engen Freundes
16. Degradierung
17. Schwere Krankheit
18. Beginn einer außerehelichen Affäre
19. Verlust von Gegenständen von persönlichem Wert
20. Gerichtsverfahren
21. Akademisches Versagen
22. Eheschließung eines Kindes ohne Zustimmung der Familie
23. Auflösung einer Verlobung
24. Aufnahme einer hohen Hypothek
25. Einberufung eines Sohnes

Vielleicht reagiert ein Mann auf einige dieser Punkte anders als eine Frau, aber dies waren die wichtigsten Ereignisse, die die Personen in dieser Studie nannten. Sie könnten sie innerhalb Ihrer Familie diskutieren und jedes einzelne Familienmitglied seine eigene Liste anfertigen lassen. Wenn man weiß, was einem Menschen Kummer macht, kann man ihm in Zeiten von Depressionen um so besser helfen.

Reaktionen auf Verlust

Bei reaktiven Depressionen handelt es sich um solche, wie wir sie im alltäglichen Leben erfahren. Sie beinhalten Verlust, und Verlust kann man als eine Form von Leid ansehen. Wir können es nicht vermeiden, auf das, was wir im Leben erfahren, zu reagieren, sonst wären wir Roboter. Unsere Depressionen sind eine natürliche Reaktion, die uns hilft, uns an die Veränderungen des Lebens anzupassen.

Das Schlüsselwort bei reaktiven Depressionen lautet »Verlust«. Jeder Verlust muß mit den Augen desjenigen gesehen werden, der ihn erleidet. Die Intensität des Gefühls wird bei einem Verlust verschieden sein, je nachdem, wie bedeutsam eine Person, ein Gegenstand oder eine Erfahrung für uns sind. Ein Mensch, der 12 Jahre lang eine Katze oder einen Hund als Haustier hatte, kann sehr an diesem Tier hängen. Jemand, der keine Tiere mag, wird das Gefühl des Verlustes und das Ausmaß des Schmerzes, womit der Tod des Tieres verbunden ist, kaum verstehen. Aber für den Besitzer war das Tier ein integraler Bestandteil seines Lebens und seiner Familie.

Eine antike Vase, die sich seit 200 Jahren im Besitz der Familie befand, ist zerbrochen. Der Besitzer empfindet eine gewisse Zeit lang ihren Verlust; er ist traurig darüber. Er hing sehr an dieser Vase, da sie für ihn eine Quelle von Erinnerungen und Empfindungen darstellte.

Verluste, die wir erfahren

Es gibt verschiedene Arten von Verlust. Dr. Archibald Hart spricht von vier unterschiedlichen Typen. Versuchen Sie sich daran zu erinnern, wann Sie diese Verlustarten jeweils erlitten haben. Vielleicht befinden Sie sich sogar augenblicklich mitten in einer solchen Verlustsituation.

1. Konkreter Verlust. Zum konkreten Verlust gehören greifbare Objekte – der Verlust eines Hauses oder einer Wohnung, eines Autos, einer wertvollen Kamera oder eines Haustieres. Wir können den Verlust fühlen und sehen.

2. Eingebildeter Verlust. Manche Verluste sind das Produkt unserer Einbildungen. Wir meinen vielleicht, daß andere uns nicht mögen. Wir leben in der Furcht vor einer postulierten Ablehnung. Wir glauben, daß andere hinter unserem Rücken über uns reden.

Manche Menschen hängen ihr ganzes Herz an den Kauf eines Hauses oder den Erwerb eines kostbaren Gegenstandes bei einer Versteigerung. Wenn der Kauf nicht zustande kommt, entsteht ein

Gefühl des Verlustes, das darauf begründet ist, daß sie das Haus oder den Gegenstand bereits als ihr Eigentum angesehen haben.

3. Abstrakter Verlust. Abstrakte Verluste sind nicht greifbar, etwa der Verlust von Selbstachtung, Liebe, Hoffnung oder Zielstrebigkeit. Wenn Ihre Entscheidung durch eine Entscheidung des Arbeitgebers oder des Vorstandes außer Kraft gesetzt wird, dann empfinden Sie den abstrakten Verlust von Macht oder Einfluß. Tatsächlich läßt unser Verstand diesen Verlust entstehen. Wir fühlen uns, als wenn wir einen konkreten Verlust erlitten haben. Manchmal ist der Verlust real, aber manchmal ist er auch nicht so schlimm, wie wir meinen.

Abstrakte Verluste sind mit unseren persönlichen Auffassungen und Werten verknüpft. Aber diese abstrakten Verluste können eine ebenso wirksame Ursache für Depressionen sein wie ein realer Verlust. Kürzlich sprach ich mit einem Mann, der gerade dabei war, seine Firma aufzulösen. Er besaß gemeinsam mit mehreren anderen Christen einen großen Betrieb. Jahrelang hatte er davon geträumt, die größte und erfolgreichste christliche Firma zu haben. Aber er mußte entdecken, daß das so nicht funktionierte, und nun löste er seine Firma auf und entließ mehrere Leute. Sein zerschlagener Traum – ein abstrakter Verlust – war einer der Gründe für seine Depressionen.

Warum treten abstrakte Verluste auf? Viele entstehen deshalb, weil unsere Wahrnehmungen nicht auf Tatsachen basieren und weil unsere Selbstgespräche sich auf das Negative konzentrieren. Wir müssen die Realität unserer Vorstellungen überprüfen und den abstrakten Verlust in einen realen Verlust umwandeln. Es ist wesentlich einfacher, mit einem realen Verlust umzugehen. Wenn er nicht umgewandelt werden kann, dann legen Sie ihn ad acta! Das Korrigieren der eigenen Vorstellungen kann Depressionen beseitigen. Jesaja 26,3 stellt fest: »Wer festen Herzens ist, dem bewahrst du Frieden; denn er verläßt sich auf dich.«

4. Drohender Verlust. Die Art von Verlust, mit dem am schwierigsten umzugehen ist, ist jedoch der drohende Verlust. Dieser Verlust ist noch nicht aufgetreten, aber es besteht eine reale Möglichkeit, daß er auftreten wird. Das Warten auf das Ergebnis einer Biopsie oder eines Staatsexamens oder das Warten auf die Reaktion des Zulassungsbüros einer Universität, bei der man sich beworben hat, trägt die Möglichkeit des Verlustes in sich. Depressionen können auftreten, weil wir bei dieser Art von Verlust machtlos sind, etwas zu unternehmen. In gewissem Sinne werden wir durch den drohenden Verlust gelähmt. Wir können nirgendwo hingehen mit unseren Depressionen. Es ist schwierig, einen Verlust zu akzeptieren oder mit ihm umzugehen, wenn er noch gar nicht aufgetreten ist.

Das Leben ist voller Bedrohungen. Manche hängen ständig über unserem Kopf, während andere wie ein Hurrikan in unser Leben einbrechen. Mit manchen drohenden Verlusten kann man umgehen, indem man sich der Bedrohung stellt und sie, sofern das möglich ist, in einen tatsächlichen Verlust umwandelt. Mit anderen müssen wir eine Zeitlang leben. Aber das Leben mit einem drohenden Verlust ist wesentlich einfacher, wenn wir mit anderen darüber sprechen können. Sprechen Sie mit anderen über Ihre inneren Ängste. Sprechen Sie insbesondere mit Gott darüber. Er will Ihnen helfen, der Bedrohung ins Auge zu sehen.

Depressionen sind völlig normal, wenn man vor einem drohenden Verlust steht. Erlauben Sie sich, sich so zu fühlen, wie Sie sich fühlen. Es kann eine Zeit sein, in der Sie Ihre Wertvorstellungen und Ziele neu überdenken müssen. Versuchen Sie Antworten zu finden auf die Fragen, die sich Ihnen im Augenblick stellen.

Es spielt keine Rolle, welche Art von Verlust Ursache Ihrer Depressionen ist. Denken Sie auf jeden Fall daran, daß das, was die Depressionen verursacht, nicht der Verlust selber ist, sondern unsere Wahrnehmung des Verlustes. Ein Verlust hat Einfluß auf unsere Wertvorstellungen, Auffassungen und Einstellungen, und unsere Reaktion auf den Verlust wird das Ausmaß unserer Depressionen entscheidend bestimmen.*

Zu viele Veränderungen zur selben Zeit oder eine plötzliche Krise lösen Depressionen aus. Ein Krisenereignis wie ein großer Verlust kann uns von dem trennen, was uns normalerweise einen Halt gibt, und unser Leben völlig zerstören. Auf manche großen Veränderungen – etwa darauf, daß ein Kind das Elternhaus verläßt – kann man sich vorbereiten, und dann ist der Übergang nicht

---

* Archibald Hart, *Depression in the Ministry and Other Helping Professions* (Waco, TX: Word Books, 1984), überarbeitet nach S. 57, 58.

mehr so schwer. Aber der Schock eines plötzlichen Todesfalles in der Familie oder die Zerstörung eines Hauses oder eines Geschäftes bei einem starken Erdbeben kann bleibende Depressionen hervorrufen.

Einige der Depressionen, die Menschen bei einem Verlust erleben, können verringert, besser verarbeitet oder sogar vermieden werden, wenn man sich auf einige Veränderungen des Lebens vorbereitet oder etwas mehr über die normalen Stadien einer Krise weiß.

Perspektivenverlust

Jede dieser Verlustarten kann auch uns einmal treffen. Die mit dem Verlust zusammenhängenden Depressionen haben eine entsprechende Intensität und Dauer. Wenn die Depression länger andauert, als angemessen erscheint, stellt sich die Frage, ob unsere Bindung an das, was wir verloren haben, zu groß war. Es ist unerläßlich, sich Gedanken darüber zu machen, was uns wichtig ist. Was schätzen wir am meisten? Stimmen unsere Wertvorstellungen mit den Aussagen der Bibel überein? Die Veränderung unserer Wertvorstellungen kann unserem Glaubensleben zugutekommen und uns helfen, unserem Gefühl des Verlustes seinen richtigen Stellenwert zu geben.

Es ist normal, daß wir unsere Depressionen andauern lassen. Wenn wir depressiv werden, neigen wir dazu, weniger zu tun und negativer zu denken, was wiederum weitere Depressionen verursacht. Das nachfolgende Diagramm zeigt diesen Kreis.

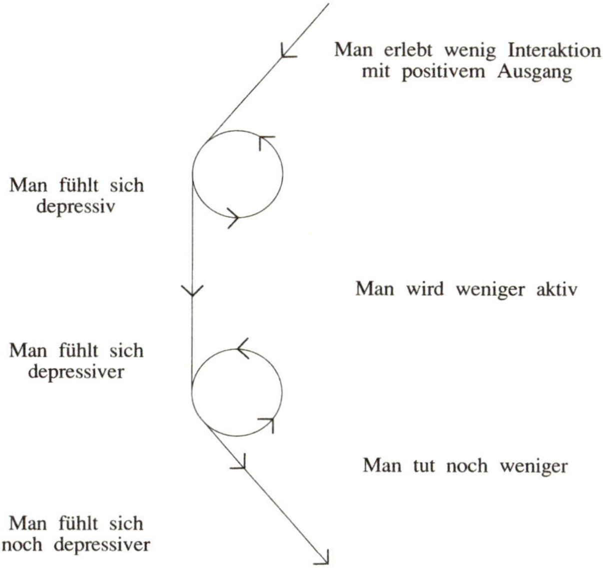

Aufgrund der zunehmenden Depressionen verringern sich unsere Aktivitäten, nehmen unsere negativen Selbstgespräche zu und verstärken sich unsere Depressionen. Wenn es sich um einen irgendwie abstrakten oder eingebildeten Verlust handelt, kann es geschehen, daß andere zu uns sagen: »Laß es doch sausen. Welchen Grund gibt es, depressiv zu sein?« Unsere Reaktion auf diese Ermahnung ist vielleicht Zorn – auf die anderen, weil sie uns nicht verstehen, oder auf uns selbst, weil wir depressiv sind. Aber wir haben auch das Gefühl, daß wir unsere Depressionen nicht mehr im Griff haben: »Ich kann wirklich nichts dafür. Ich weiß nicht, wie ich sie beenden kann.«

Wir fühlen uns frustriert und blockiert, und möglicherweise setzt auch das Selbstmitleid ein. All diese Gedanken und Gefühle führen dann zu der Verstärkung einer ganz anderen Emotion – nämlich zu dem Gefühl, die Kontrolle und die Selbstachtung verloren zu haben. All dies vergrößert unsere Depression.

Die alttestamentliche Erzählung von Hiob illustriert im einzelnen die Rolle, die der Verlust bei der Entstehung von Depressionen spielt. Hiob erlitt weitaus größere Verluste, als die meisten von uns je erfahren werden. Er verlor seinen Reichtum, seine Existenzgrundlage, seine Knechte und seine Kinder. Schließlich verlor er seine körperliche Gesundheit und das Gefühl des Wohlseins. Er erlebte die Tiefen der Depression. Hören Sie auf die nachfolgenden Klagen Hiobs:

> Ausgelöscht sei der Tag, an dem ich geboren bin, und die Nacht, da man sprach: Ein Knabe kam zur Welt. Jener Tag soll finster sein ... Warum bin ich nicht gestorben bei meiner Geburt? Warum bin ich nicht umgekommen, als ich aus dem Mutterleib kam? ... Warum gibt Gott das Licht dem Mühseligen und das Leben den betrübten Herzen – die auf den Tod warten, und er kommt nicht, und nach ihm suchen mehr als nach Schätzen ... Denn wenn ich essen soll, muß ich seufzen, und mein Schreien fährt heraus wie Wasser ... Hab ich denn keine Hilfe mehr, und gibt es keinen Rat mehr für mich? ... so hab ich wohl ganze Monate vergeblich gearbeitet, und viele elende Nächte sind mir geworden. Wenn ich mich niederlegte, sprach ich: Wann werde ich aufstehen? Bin ich aufgestanden, so wird mir's lang bis zum Abend und mich quälte die Unruhe bis zur Dämmerung (Hiob 3,3.4.11.20.21.24; 6,13; 7,3.4).

Charakteristische depressivmachende Verluste

Es gibt bestimmte Arten von Verlusten oder Ereignissen, die im Leben aller Menschen stattfinden. Die Depressionen eines Mannes werden heraufbeschworen durch finanzielle Rückschläge, das Versagen, eine berufliche Beförderung zu erlangen, den Verlust der körperlichen Gesundheit oder was immer es auch sei, das seine Identität ausmacht.

Die Ereignisse oder Verluste, die bei Frauen häufig Depressionen verursachen, sind anderer Art. Hauptfaktoren sind Ereignisse, die ihre Identität als Frau berühren, etwa eine Brustamputation oder eine Hysterektomie (Totaloperation). Der Verlust eines bedeutsamen Mannes in ihrem Leben, etwa des Vaters, des Ehemannes oder eines Freundes, ist eine weitere Ursache. Der Verlust eines Kindes durch den Tod oder das Ausziehen des erwachsen gewordenen Kindes aus dem Elternhaus kann Depressionen hervorrufen. Die Familiensituation, in der alle Kinder »ausgeflogen« sind, ist häufig eine Zeit voller Depressionen für die zurückgebliebenen Frauen, die sich nun leer und einsam fühlen. Auch manche Väter erleben diesen Verlust, aber viele von ihnen stürzen sich einfach vermehrt auf ihre Arbeit, um ihre Verlustgefühle zu überwinden. Das kann dazu führen, daß sich die Frau noch einsamer fühlt.

Warum haben manche Menschen nach einem erlittenen Verlust tiefe Depressionen, während andere nur schwache oder gar keine Depressionen durchleben? Gibt es prädestinierende Faktoren oder Persönlichkeitsmerkmale? Nicht jeder, der in irgendeiner Weise versagt, seine Arbeitsstelle verliert oder einen Mangel an Anerkennung erlebt, wird deshalb depressiv. Warum? Wo liegt der Unterschied?

Manche Studien über depressive Menschen lassen vermuten, daß depressive Menschen bestimmte gemeinsame Persönlichkeitsmerkmale haben. Einige Studien besagen, daß depressionsanfällige Menschen solche Menschen sind, die unbedingt die Anerkennung anderer Menschen erwerben müssen und die eine lange Liste mit »sollten« und »sollten nicht« haben. Sie sind übermäßig gewissenhaft und streben beständig nach Konformität. Bei einigen hat man ein großes Bedürfnis nach Ordnung und Struktur festgestellt und danach, daß andere sich um sie kümmern.

Mehrere Studien meinen, daß ein starkes Streben nach Anerkennung die Familien depressiver Menschen charakterisiert. Die Kinder dieser Familien werden zum Instrument, diese Bedürfnisse zu befriedigen. Sie lernen, um die Anerkennung und Aufmerksamkeit ihrer Eltern zu kämpfen. Oftmals übertragen sie dieses Kämpfen um Anerkennung auf ihre eigenen Freunde und ihre Schulsituation. Sie leben ihr Leben im Wettbewerb und streben immer nach großartigen Leistungen.

Reaktive Depressionen in Zusammenhang mit Problemen in der Ehe treten sehr häufig auf. Depressionen aufgrund des Endes einer Liebesbeziehung, der Verlust eines Arbeitsplatzes, Enttäuschung an der Arbeitsstelle, der Mangel an beruflichem Vorwärtskommen, finanzielle Probleme, der Zerbruch einer wertvollen Freundschaft etc. sind alle verständlich. Aber das Zerbrechen eines Bleistiftes, der Verlust eines Lieblingsshirts oder die Tatsache, daß man keine Eintrittskarten für eine Theateraufführung bekommen hat, sind keine Ereignisse, die üblicherweise eine Depression hervorrufen sollten. Ist das dennoch der Fall, dann wird ihnen ein zu großer Wert beigemessen, oder aber es gibt noch andere Nöte und Schwierigkeiten im Leben des betreffenden Menschen.

Biblische Beispiele

Mose und Elia sind deutliche Beispiele für einige Ursachen von Depressionen. Sie illustrieren besonders die Art von Denkmuster, die bei Depressionen üblich ist.

> »Als nun Mose das Volk weinen hörte, alle Geschlechter miteinander, einen jeden in der Tür seines Zeltes, da entbrannte der Zorn des Herrn sehr. Und auch Mose verdroß es. Und Mose sprach zu dem Herrn: Warum bekümmerst du deinen Knecht? Und warum finde ich keine Gnade vor deinen Augen, daß du die Last dieses ganzen Volks auf mich legst? … Ich vermag all das Volk nicht allein zu tragen, denn das ist mir zu schwer. Willst du aber doch so mit mir tun, so töte mich lieber, wenn anders ich Gnade vor deinen Augen gefunden habe, damit ich nicht mein Unglück sehen muß« (4. Mose 11,10.11.14.15).

Mose beklagte sich beim Herrn: »Warum ich? Warum muß ich diese Last tragen?« Er glaubte tatsächlich, daß er die Last selber trug. Gleichzeitig brachte er sein Minderwertigkeitsgefühl zum Ausdruck. Es ist eine interessante Feststellung, daß Menschen Aufgaben oder Verantwortung nur sehr zögerlich abgeben, obwohl das Maß an Arbeit, das sie sich aufgehalst haben, viel zu groß ist. Aufgrund ihrer Unfähigkeit, etwas zu delegieren, wachsen ihnen dann die Dinge über den Kopf. Gott verfuhr mit Mose auf eine sehr einfache Weise. Er teilte die Arbeit unter den Ältesten Israels auf. Es gibt Zeiten, in denen wir keine Depressionen zu haben brauchten, wenn wir nicht alles alleine tun wollten und um Hilfe bitten würden.

Elia ist das klassische Beispiel für die Qualen einer Depression. Seine Mutlosigkeit brachte ihn bis an den Punkt, an dem er sich den Tod wünschte. (Lesen Sie den Bericht in 1. Könige 18 und 19.) Elia ist das Beispiel eines Mannes, der eine Situation falsch interpretiert und nur bestimmte Elemente dieser Situation sieht. Er hatte falsche Vorstellungen von sich selber, von Gott und von anderen Menschen. Dies war zum Teil seiner überaus großen emotionalen und körperlichen Erschöpfung zuzuschreiben.

Elia hatte auf eine sehr ergreifende Weise erlebt, wie Gott seine Macht zeigte. Vielleicht hatte er erwartet, daß sich jeder dem wahren Gott zuwenden würde. Aber er war enttäuscht worden, als Isebel auch weiterhin eine feindliche Haltung einnahm. Die Begegnung auf dem Berge Karmel und sein 32 Kilometer langer Lauf vor der Kutsche des Königs her hatten ihn körperlich erschöpft. Als Isebel sein Leben bedrohte, bekam er Angst. Vermutlich beschäftigte er sich einige Zeit mit ihrer Drohung und vergaß dabei die Macht Gottes, die gerade demonstriert worden war. Aus Angst um sein Leben verließ Elia seine vertraute Umgebung und sonderte sich von seinen Freunden ab.

All diese Faktoren führten zu seinen Depressionen. Die Verzerrung seines Denkens zeigt sich deutlich an seiner Klage, daß er der einzige Übriggebliebene sei, der Gott noch die Treue halte. Er war überzeugt, daß die ganze Welt gegen ihn sei. Offensichtlich verursachte sein Selbstmitleid den Verlust der umfassenderen Perspektive.

In diesem Bericht wird nun aber die Gnade Gottes deutlich. An keiner Stelle schilt der Herr Elia dafür, daß er depressiv war. Noch fordert er ihn auf, seine Depressionen als Sünde zu bekennen! Statt dessen sendet er ihm einen Engel, der ihm dienen soll. Der Prophet schläft und erhält Nahrungsmittel. Gott erlaubt Elia, »ihm das Herz auszuschütten«. Der Prophet vertraut Gott seine

Sorge und sein Anliegen an. Und daraufhin tut Gott zweierlei: Er zeigt Elia die tatsächliche Situation, und er fordert ihn auf, aktiv zu werden. Er gibt ihm eine Aufgabe. Dieser Bericht über Elia hilft uns, die verschiedenen Ursachen von Depressionen zu erkennen. Er gibt uns außerdem einen Einblick, wie Gott auf einen depressiven Menschen reagiert.

Nachdem wir die vielen Ursachen betrachtet haben, die zu Depressionen führen können, haben Sie vielleicht den Eindruck, daß Depressionen etwas sehr Komplexes sind. Ja, das kann der Fall sein, besonders dann, wenn es für ihr Zustandekommen mehrere Ursachen gibt. Aber Depressionen sind nicht das Ende der Welt, auch wenn der depressive Mensch diesen Eindruck hat. Es gibt Wege, mit den Ursachen von Depressionen umzugehen und ihnen entgegenzuwirken. Depressionen können eine Möglichkeit zur Veränderung und zum Wachstum sein, wenn ihre Ursachen aufgedeckt und Schritte unternommen werden, die Gebiete des Lebens, die die Probleme verursachen, wieder in Ordnung zu bringen.

Nützliche Depressionen

Ist es möglich, daß manche Menschen aus ihren Depressionen Nutzen ziehen und sie nicht aufgeben wollen?

Ja, das trifft zu. Eine Hausfrau kann ihre Depressionen, auch wenn sie schmerzen, dazu verwenden, die Aufmerksamkeit und die Sympathie ihres Gatten zu erlangen. Wenn sie während ihrer Depressionsanfälle ein zunehmendes Maß an Aufmerksamkeit feststellt, dann neigt sie vielleicht dazu, ihre Depressionen nicht aufgeben zu wollen. Sie hat vielleicht den Eindruck, daß die Reaktion ihres Ehemanns den Schmerz der Depressionen wert ist. Ehemänner sind vielleicht depressiv, weil sie es unter Umständen ablehnen, Verantwortung in der Familie zu übernehmen.

Ein Kaufmann kam wegen starker Depressionen zu mir in die Seelsorge. Sechs Wochen lang hatte er nichts mehr verkauft. Jeden Morgen, wenn er ins Büro kam, telefonierte er nicht wie gewöhnlich mit mindestens dreißig Leuten, sondern er saß da und starrte depressiv die Wände an.

Am Ende des Tages ging er wieder heim und war immer noch depressiv. Am nächsten Morgen wiederholte sich das Muster. Eines Tages gab er zu, daß ihm seine Depressionen gefielen, weil sie ihn unempfindlich machten für den Schmerz, nichts verkauft zu haben. Außerdem konnte er seine Depressionen als Entschuldigung für die nicht getätigten Verkäufe anführen.

Eine Hausfrau gab in der Seelsorge zu, daß Depressionen ihre Methode waren, ihren Ehemann dafür zu strafen, daß er so ein Scheusal war. Sie schien den Schmerz und den Verdruß zu genießen, den ihre Depressionen ihm verursachten. Diese neuentdeckte Waffe war so wirksam, daß sie zögerte, sie aufzugeben.

Eine Depressionen fördernde Umgebung

Der Mensch ist für seine Gefühle größtenteils selber verantwortlich. Aber kann ein Familienmitglied an den Depressionen eines anderen Familienmitgliedes schuld sein? Kann jemand zur Schaffung einer Umgebung beitragen, die dazu angetan ist, bei anderen Menschen Depressionen zu wecken?

Ja, es ist möglich, eine sogenannte Depressionen fördernde Umgebung zu schaffen, eine Umgebung, die der Selbstachtung eines anderen Menschen abträglich ist. In den meisten Fällen untergräbt diese Umgebung die Selbstachtung, oder aber sie bringt Gefühle und Konflikte ans Tageslicht, mit denen die Person nicht umgehen kann, ohne depressiv zu werden. Ständige Angriffe von jemandem, den wir lieben und respektieren, können Gefühle des Schmerzes, der Schuld und der Hilflosigkeit bewirken, die gegebenenfalls zu Depressionen führen.

Eine solche Umgebung steht im Gegensatz zur Aussage der Bibel, daß alle Gläubigen Teil des Leibes Christi sind. Als Gläubige sollen wir einander ermutigen und aufbauen. Wir sind dazu aufgerufen, einander zu lieben. Besonders in der ehelichen Beziehung soll die Liebe eine aufopfernde, dienende Art von Liebe sein.

Kolosser 3,21 besagt: »Ihr Väter, erbittert eure Kinder nicht, damit sie nicht scheu werden« – seid nicht hart zu ihnen und quält sie nicht, damit sie nicht entmutigt werden und mürrisch und grämlich sind und sich minderwertig und frustriert fühlen; brecht nicht ihren Willen. In Sprüche 11,29 heißt es: »Wer sein Haus zerrüttet, wird Wind erben; und der Narr wird zum Sklaven dessen, der weisen Herzens ist« (Elberfelder Übers.).

In einer solchen, Depressionen fördernden Umgebung können Tausende von negativen verbalen und nonverbalen Reaktionen den verwundbaren Menschen beeinträchtigen. Ich sage nicht, daß der depressive Mensch nicht für seine Depressionen verantwortlich ist, wohl aber, daß die Umgebung, in der er lebt, den Prozeß in Gang setzen kann, der zu Depressionen führt. Manche Menschen sind für eine solche Umgebung empfindlicher als andere.

Die üblichsten Taktiken, die in Familien dazu angewandt werden, um Depressionen herbeizuführen, finden Sie in der nachfolgenden Liste. Gebrauchen Sie die Liste dazu, die Atmosphäre in Ihrem eigenen Heim zu beurteilen. Wenn Punkte dieser Liste vorhanden sind, sollten Sie unverzüglich Schritte unternehmen, sie zu korrigieren. Halten Sie Familienmitgliedern ihr Handeln vor; sprechen Sie mit einem Freund, einem Pastor oder einem Seelsorger; oder besorgen Sie sich Bücher und andere Hilfsmittel, die dazu beitragen, solchen Depressionen fördernden Verhaltensweisen entgegenzuwirken.

Ohne einen Scherz machen zu wollen, sind dies die zehn wirksamsten Methoden, ein Familienmitglied depressiv werden zu lassen:

1. Versuchen Sie, den anderen so zu kontrollieren, daß er keinerlei Selbständigkeit erlangen kann. Die Kontrolle kann subtil oder offensichtlich sein, aber Sie lenken das Leben des anderen für ihn. Schließlich bringt ihn das zu der Überzeugung, daß er ohne Ihre Anleitung nicht leben kann.

2. Versuchen Sie, den anderen davon zu überzeugen, daß er Sie braucht und ohne Ihre emotionale Unterstützung nicht überleben kann.

3. Geben Sie Ihrem Ehepartner oder Ihrem Kind zwiespältige Botschaften, die die Selbstachtung untergraben; etwa folgende: »Obwohl du so schlampig bist, liebe ich dich doch« oder »Ich denke, daß es einfach das Kreuz ist, das ich zu tragen habe, ein Kind (oder einen Ehemann) wie dich zu haben. Aber trotzdem sorge ich für dich.«

4. Versuchen Sie, Schuldgefühle zu wecken, indem Sie den an-

deren dazu bringen, sich für Situationen oder Gegebenheiten verantwortlich zu fühlen. Sorgen Sie dafür, daß er sich elend fühlt. Das kann erreicht werden, ohne daß man überhaupt ein Wort sagt. Eine Hausfrau berichtete einmal von den Gefühlen, die sie hatte, wenn ihr Mann nach Hause kam und schweigend seinen Blick durch die Wohnung schweifen ließ, um festzustellen, ob alles sauber war. Dann warf er ihr einen entrüsteten Blick zu. Sie war eine gute Hausfrau, aber sie war keine Perfektionistin. Mit seinem Gesichtsausdruck und seinem Schweigen für den Rest des Abends übermittelte er ihr erfolgreich seinen Ärger.

5. Interpretieren Sie die Absichten und Motive des anderen falsch, so daß er beginnt, an seinen eigenen Wahrnehmungen zu zweifeln. Das kann durch die ständige Frage geschehen: »Bist du sicher, daß du das und das gesagt hast?“ oder »Ich glaube nicht, daß ein anderer gehört hat, daß du gesagt hast ...« oder »Das meinst du nicht wirklich – du sagst es nur, weil ...«. Nach einiger Zeit kann ein Mensch beginnen, an sich selber zu zweifeln.

6. Stellen Sie sicher, daß der Kommunikationsprozeß blockiert ist. Das ist die sicherste Art und Weise, einen Menschen abzulehnen und auch Gleichgültigkeit in eine Beziehung einzubauen. Bleiben Sie still oder reagieren Sie lediglich mit einer abgedroschenen Phrase ohne tiefere Gefühle. Wenn man eine Atmosphäre schafft, in der Menschen wahre Gefühle oder Absichten nicht zum Ausdruck bringen können, zerstört man damit Beziehungen.

7. Bringen Sie den Wettbewerbsgedanken in die Familienbeziehungen hinein. Alles, was getan werden kann, um Neid und Eifersucht zu erregen, wird eine nachteilige Auswirkung auf die Familie haben. Vergleichen Sie das eine Kind mit dem anderen, oder widmen Sie den Kindern größere Aufmerksamkeit, um sich an Ihrem Ehepartner zu rächen.

8. Halten Sie eine monotone Umgebung aufrecht ohne Freude und Humor. Wenn Leute lustige Erfahrungen austauschen oder ihre Freude an Ereignissen zum Ausdruck bringen, aber keine positive Reaktion erhalten, beginnen sie sich über sich selbst zu wundern. Schließlich teilen sie sich nicht mehr mit.

9. Weigern Sie sich, irgendwelche Gefühle zu zeigen, besonders gesunde Reaktionen des Zornes. Erlauben Sie auch den anderen Familienmitgliedern nicht, ihre Gefühle auszudrücken. Wenn Sie

lernen, ihren Ärger zu unterdrücken, ist einer der besten Kanäle oder Möglichkeiten, sich Luft zu machen, die Depression.

10. Werden Sie selber depressiv, um Ihren Ärger gegen eine andere Person indirekt zum Ausdruck zu bringen. Versuchen Sie, den anderen dahin zu bringen, sich verwirrt und hilflos zu fühlen.*

Wie Sie sehen, tragen die Punkte auf der Liste nichts zum Aufbau von Zuversicht und Selbstachtung bei. Und dennoch sind sie in so vielen Häusern vorhanden. Sind Menschen, die mit uns zusammenleben, depressiv? Wenn einige oder alle Punkte auf dieser Liste auf Sie zutreffen, besprechen Sie Ihre Situation dann mit den übrigen Familienmitgliedern. Unternehmen Sie die notwendigen Schritte zum Aufbau einer gesunden Atmosphäre, in der es für einen Menschen schwierig wird, aufgrund der Umgebung depressiv zu werden.

---

* Frederick F. Flach, *The Secret Strength of Depression* (NY: J. B. Lippincott Co., 1974), überarbeitet.

Kapitel 7

Depressionen und Streß

Streß – das ist ein gebräuchliches, alles umfassendes Wort, das die Spannung und den Druck, den wir in unserem Leben empfinden, beschreibt. Auch der Streß trägt zu Depressionen in unserem Leben bei. Aber wissen Sie, was Streß ist?

Streß ist die Irritation, die man in einer schwierigen Lebenslage empfindet. Das lateinische Wort für Streß ist *strictus*. Es bedeutet »eng gezogen«. Das altfranzösische Wort dafür ist *estresse* und hat die Bedeutung »Enge« oder »Einschnürung«. Streß ist alles, was dem Menschen widersprüchliche oder schwere Forderungen auferlegt. Was verursachen diese streßerzeugenden Forderungen in uns? Sie verursachen eine Störung unseres inneren Gleichgewichts.

Der Körper besitzt ein höchst ausgeklügeltes Verteidigungssystem, das dem Menschen hilft, mit den bedrohlichen Situationen und herausfordernden Ereignissen des Lebens fertigzuwerden. Wenn wir Druck verspüren, mobilisiert der Körper schnell seinen Verteidigungsmechanismus zum Kampf oder zur Flucht. In Streßsituationen werden wir mit einem Übermaß von Adrenalin überflutet, das das normale Funktionieren unterbricht und ein erhöhtes Maß an Erregung schafft.

Ein gestreßter Mensch ist wie ein Gummiband, das auseinandergezogen wird. Wenn der Druck nachläßt, nimmt das Gummiband wieder seine normale Form an. Aber wenn es zu lange und zu weit gedehnt wird, verliert es langsam seine elastischen Fähigkeiten, wird spröde, bekommt Risse und zerreißt schließlich ganz. Genau das geschieht auch mit uns, wenn es in unserem Leben zu viel Streß gibt. Haben Sie sich jemals so angespannt gefühlt?

Sie dürfen allerdings nicht vergessen, daß das, was der eine als Streß empfindet, für den anderen kein Streß ist. Manche empfinden es als Streß, sich Sorgen über zukünftige, nicht vermeidbare Ereignisse zu machen oder über Ereignisse der Vergangenheit nachzusinnen. Andere verstehen unter Streß einfach die Abnutzung des Lebens. Sie sind wie ein Felsbrocken, auf dem so lange herumgehämmert wird, bis er zu bröckeln anfängt.

Nicht jeder Streß ist schlecht. Wir brauchen ein bestimmtes Maß an Druck und Stimulanz im Leben, um uns beweglich zu erhalten. Streß schadet nicht jedem und zu jeder Zeit. Es gibt Situationen, in denen wir uns durch ihn entfalten. Streß kann gut sein, aber nur, wenn er von kurzer Dauer ist. Die hohe Intensität eines besonders guten Fußballspieles dauert nur eineinhalb Stunden. Wir bleiben nicht immer in jenem Erregungszustand. Wenn einem Sturm nicht die Ruhe folgt, kann er sich zu einem Hurrikan entwickeln.

Guter Streß wird *Eustreß* genannt, nach dem griechischen Wort *eu*, das gut bedeutet. Es ist ein positiver und hilfreicher Streß, weil er nicht permanent andauert. Zum guten Streß gehört ein kurzes Gefühl der Heiterkeit. Schlechter Streß bringt auf lange Sicht psychologischen und physischen Verschleiß mit sich, der zu Depressionen führt. Wenn das Gleichgewicht des Körpers nicht in seinen normalen Zustand der Ruhe und Erholung zurückkehrt, haben wir schlechten Streß oder »Qual«.

Identifizierung von Streßpunkten

Die Möglichkeit, daß Streß entsteht, ist überall gegeben. Denken Sie an Ihre eigene Welt. Den ganzen Tag über sind Sie Reizen ausgesetzt, die Streß produzieren können. Stellen Sie in der Aufzählung unten fest, welche Streßfaktoren es in Ihrem Leben gibt :

1. ______________________________
2. ______________________________
3. ______________________________
4. ______________________________
5. ______________________________

Was verursacht uns wirklich Streß? Wenn Sie die Quellen für den Streß in Ihrem Leben bestimmen können, können Sie lernen,

– Ihnen peinlich ist.*

Tatsächlich kann gerade in diesem Augenblick jeder der folgenden Punkte für Sie streßerzeugend sein, und zwar ohne daß Sie es wissen:

- das Fahren auf vollgestopften Straßen
- die Stereoanlage Ihres Teenagers
- Ihre Wohnsituation in der Nähe von stark befahrenen Straßen oder Eisenbahnlinien
- Einsamkeit
- nörgelnde Nachbarn
- schlechte Beleuchtung bei der Arbeit oder zu Hause
- zu viel fluoreszierendes Licht
- das Öffnen von Medizinpackungen mit Kindersicherung
- die Nachbarskinder, die immer in Ihren Garten kommen
- schlechte Zeiteinteilung
- häufige Verspätungen bei Verabredungen
- zu viele Termine
- ein Ehepartner, der nicht mit Ihnen reden will
- bellende Hunde in der Nacht
- zu viel fernsehen
- der Versuch, zu viel zu tun.**

Tatsächlich erzeugt alles, was unser Adrenalinsystem antreibt, unseren Körper mobilisiert und ihn längere Zeit in diesem Zustand hält, Streß. Aber bei den meisten dieser Anreize ist es nicht das Ereignis, das den Streß erzeugt! Die meisten streßproduzierenden Situationen beinhalten irgendeine Art von Konflikt zwischen uns selbst und unserer Umwelt.

Woher kommt der größte Teil unseres Stresses? Ob wir nun ein Kind, ein Teenager oder ein Erwachsener sind – der Streß entsteht in unserem Kopf. Der schädlichste Streß geht von Bedrohungen aus, auf die man nicht reagieren kann, weil sie nur in unserer Einbildung bestehen. Manche von uns stellen sich in einer Si-

---

* Archibald Hart, *Adrenalin and Stress* (Waco, TX: Word Books, 1986), überarbeitet nach S. 30.

** Ebd., überarbeitet nach S. 26.

tuation das Schlimmste vor. Wir machen uns Sorgen, was wiederum den Streß und die eingebildeten Ängste verstärkt. Selbst wenn eine tatsächliche körperliche Gefahr gegeben ist, liegt das Problem in unserem Kopf. Wenn man lernt, entsprechend den Bibelworten »Euer Herz erschrecke nicht und fürchte sich nicht« (Joh 14,27) zu leben, kann man mit dem tatsächlichen und dem eingebildeten Druck im Leben auf eine viel bessere Art und Weise umgehen.

Nicht erledigte Geschäfte

Archibald Hart berichtete einmal von einem Streßseminar für Pfarrer. Er beschrieb, was geschah:

> Für die Gottesdienste der Freizeit war ein pensionierter Pfarrer verantwortlich. Er hatte viele Jahre lang als Pfarrer und Gemeindeleiter im ganzen Land im Dienst gestanden. Obwohl ich ihm niemals vorher begegnet war, konnte ich feststellen, daß er großes Ansehen besaß.
> Wir kamen zum letzten Gottesdienst der Freizeit. Zu meiner Überraschung kündigte der Pfarrer an, daß der Titel seiner Botschaft lauten sollte: »Ich bete, daß Sie sterben mögen, bevor Sie das Ziel erreicht haben.«
> Zuerst war ich völlig verblüfft. Sterben, bevor wir das Ziel erreicht haben? Was für eine schreckliche Idee! Ich hatte diese Pfarrer unterrichtet, wie man vorzeitiges Sterben vermeiden kann, und hier stand nun dieser pensionierte Pfarrer und erzählte ihnen, daß sie sterben sollten, bevor sie das Ziel erreicht hätten!
> Aber als er dann damit begann, seine Sicht von Gottes Plan darzulegen, wurde sein Anliegen völlig klar. Er betete nicht um einen frühen Tod; sein Gebet war ein Gebet um ein sehr langes und fruchtbares Leben. Es war ein Hinweis darauf, daß Gottes Plan niemals abgeschlossen, seine Arbeit niemals getan ist. Der Kirchenmann erinnerte uns daran, daß all die Glaubenshelden, die uns in Hebräer 11 vor Augen gestellt werden, »gestorben sind im Glauben und haben das Verheißene nicht

erlangt« (Vers 13). Abel, Henoch, Noah, Abraham, Sara, Isaak, Jakob, Josef, Mose, Rahab – sie alle lebten im Glauben und starben im Glauben, bevor sich ihre Verheißungen völlig erfüllt hatten. Sie mußten auf Gottes Wort vertrauen! »Diese alle haben durch den Glauben Gottes Zeugnis empfangen und doch nicht erlangt, was verheißen war« (Vers 39).
Natürlich gab es einen Grund dafür, warum diese Menschen starben, bevor sie das Ziel erreicht hatten. Gott ist kein Spielverderber oder Sadist, der uns aus lauter Freude den letzten Sieg raubt. »Weil Gott etwas Besseres für uns vorgesehen hat; denn sie sollten nicht ohne uns vollendet werden« (Vers 40).
Was läßt uns glauben, daß wir jedes Ziel erreichen werden, bevor wir sterben? Ein neurotisches Bedürfnis, uns selber etwas zu beweisen? Eine Erinnerung an negative Äußerungen von Vater oder Mutter, die sagten: »Das schaffst du nie«? Ein unbequemer innerer Trieb zu beweisen, daß wir vollkommen sind? Die Hoffnung, daß die Menschen uns mehr respektieren, wenn wir erfolgreich und mächtig sind? Ich glaube, je mehr wir danach verlangen, das Ziel zu erreichen, bevor wir sterben, desto größer ist die Wahrscheinlichkeit, daß wir sterben, bevor wir es erreicht haben. Leider ist das Leben eine Kette von Unvollständigkeiten. Wir können die Aufgabe, uns an jedes einzelne Lebensstadium anzupassen, niemals ganz als erledigt betrachten. Oft beginnt schon das nächste Stadium, bevor das vorangegangene völlig abgeschlossen ist.

Ein erfolgreiches Leben wird daher immer ein unvollendetes Leben sein, und je erfolgreicher es ist, desto mehr bleibt ungetan. So ist das Leben. Es mag traurig scheinen, aber die positive Seite an dem allen ist, daß Gott in unseren Unvollkommenheiten bei uns ist und uns die Erlaubnis gibt, damit aufzuhören, alles in unserer kurzen Lebenszeit erreichen zu wollen. Es ist befreiend, wenn man erkennt, daß wir das Ziel nicht erreichen müssen. Wir sind lediglich zur Treue verpflichtet.*

---

* Archibald Hart (Quelle unbekannt).

Wenn Sie Ihren Streß kontrollieren und den Schmerz und die Bedrohung der Qual verringern wollen, dann erinnern Sie sich jeden Morgen, Mittag, Nachmittag und Abend daran, daß Sie immer etwas unerledigt zurücklassen werden. Legen Sie einen Zettel auf Ihren Nachttisch, damit Sie es nicht vergessen.

Typisch für die Geschlechter

Gibt es Streßfaktoren, die entweder für Männer oder für Frauen typisch sind? Ja. Zusätzlich zu den üblichen Ursachen für den Streß gibt es einige Dinge, die jedem Geschlecht eigen sind. Lassen Sie uns die spezifischen Ursachen für den Streß zunächst bei Frauen und dann bei Männern betrachten.

Streßpunkte bei Frauen. Georgia Wilkins-Lanoil hat ausführlich über den Streß sowohl bei Frauen wie bei Männern geschrieben. Sie sagt, daß sich die von Frauen geäußerten Sorgen gewöhnlich von den von Männern genannten unterscheiden. Frauen sprachen von wesentlich mehr Streßfaktoren, die lange andauerten und größtenteils nicht ihrer Kontrolle unterlagen. Das sind die zwei Faktoren, die den Streß für die psychische und physische Gesundheit gefährlich machen! Frauen sprachen über den Streß von ungleichem Lohn und ungleichem Mitspracherecht. Sie sprachen über den Streß durch die Doppelbelastung von Haushalt und Arbeit. Sie sprachen über Sabotage von seiten der Familie – die manchmal beabsichtigt war, meistens aber nicht.

Aufgrund ihrer jahrelangen Erfahrungen mit Frauen in der Seelsorge stellte Georgia Wilkins-Lanoil die folgenden Streßpunkte bei Frauen zusammen:

- Streß in Zusammenhang mit ihrer Physiologie – Brustentwicklung, Menstruation, Schwangerschaft und Wechseljahre.
- Streß in Zusammenhang mit den Veränderungen in ihrem Leben – Ehefrau und Mutter zu werden; die Konfrontation mit einem Scheidungsboom oder einer wirtschaftlichen Pleite; mit der Tatsache, als Frau von über 40 Jahren in einer die Jugend und die Schönheit verherrlichenden Kultur zu

leben; mit dem Problem, eine nicht so lustige Witwe zu werden oder mit der Frage der Neuorganisierung des Lebens, nachdem die Kinder erwachsen geworden sind.

- Psychologischer Streß, den die angeblich schwungvollen Singles oft empfinden, die auf altmodische Art und Weise erzogen wurden; die Hausfrau, die unter dem Druck steht, das Haus zu verlassen und sich selbst zu entfalten; die Karrierefrau, die unter dem Druck steht, ins Haus zurückzukehren oder die Familie zu verlieren; und die lebenslange »nicht-zur-Geltung-kommende« Expertin.
- Verborgener Streß, der beunruhigt, bedrückt und abbaut: das Aufrechterhalten von Schein, Chauvinismus, subtiler, sowohl von Männern wie von Frauen praktizierter Sexismus, zur Unterhaltung beitragen, Autofahren und das Reden mit zweijährigen Kindern.
- Streß aufgrund von Lebenskrisen, der größtenteils auf weiblichen Schultern liegt – die Sorge für einen kranken oder sterbenden Elternteil, die Sorge für ein behindertes Kind und die Sicherstellung, daß das Leben weitergeht.*

Streßfaktoren für Männer

Was sind die größten Streßfaktoren für Männer? Ist es die Arbeit? Ist es ihr Wettbewerbstrieb? Ist es ihr Familienleben? Ist es Zeitdruck? Ganz und gar nicht. Eine der größten Ursachen für Streß tritt auf, wenn Männer den Eindruck haben, daß sie einer Situation nicht gewachsen sind. Und dieses Gefühl kann sich bereits in einer sehr einfachen Situation einstellen!

Hier sind die Streßfaktoren, die Georgia Wilkins-Lanoil bei Männern feststellte:

- Männer befinden sich im Streß, wenn sie gezwungen sind, im Auto auf dem Beifahrersitz zu sitzen anstatt am Steuer.
- Männer befinden sich im Streß, wenn sie im Restaurant auf einen Tisch oder in einer Schlange vor dem Kino warten

* Georgia Wilkins-Lanoil, *The Female Stress Syndrome.*

müssen, und sie beschließen oft, auf die Mahlzeit oder den Kinofilm zu verzichten, um die Möglichkeit der Wahl wiederzuerlangen.

- Männer werden wild bei Straßenarbeiten und geraten in Rage durch »dumme« Autofahrer, die sie ablenken oder aufhalten.
- Männer fühlen sich bedroht durch Beerdigungen und Psychotherapie und betrachten beides manchmal als deprimierendes Zeichen für die Unsicherheit des Lebens.
- Männer schieben Zahnarzttermine oder andere Behandlungen, bei denen sie sich in die Hand anderer Menschen begeben müssen, hinaus.
- Männer haben große Angst vor Krankheiten oder Verletzungen, die ihre Fähigkeit, das Leben zu meistern, beeinträchtigen könnten.
- Männer ziehen Bitten Forderungen vor und freie Entscheidungen den Bitten – und sie zeigen dies, indem sie nein sagen zu Vorschlägen, an denen sie tatsächlich Spaß gehabt hätten. *

Streßsymptome bei Männern. Wie zeigen Männer den Streß in ihrem Leben? Viele Männer ignorieren die Streßsymptome einfach oder geben wohl die Symptome zu, behaupten aber, das Alter sei die Ursache, nicht der Streß. Einige der häufigsten Symptome, die Frauen bei ihren Männern, Söhnen und Vätern feststellen konnten, sind: Kopfschmerzen, Schlaflosigkeit, Allergien, Zähneknirschen und Zähnezusammenbeißen, Übelkeit, Verdauungsstörungen, Sodbrennen, Rückenschmerzen und ein steifer Nacken.

Männer scheinen immer mehr Punkte dieser Liste aufzuweisen, je älter sie werden. Beachten Sie die folgende Tabelle**, die auf einer Umfrage unter Männern basiert:

* Georgia Wilkins-Lanoil, *The Male Stress Syndrome, (NY: Newmarket Press, 1986), überarbeitet nach S. 129.*

** *Ebd., S. 33.*

	Alter			
	18–29	30–39	40–49	50+
Symptome				
Hoher Blutdruck				X
Muskelschmerzen			X	X
Gastritis/Magengeschwüre			X	X
Sodbrennen		X	X	X
Kopfschmerzen	X	X	X	X

Herzinfarkt! Allein schon seine Erwähnung erfüllt bei den meisten Männern das Herz mit Furcht. Warum? Weil er so häufig vorkommt und weil Männer eher an einem Herzinfarkt sterben als Frauen. Die Anfälligkeit eines Mannes ist nicht nur seiner Physiologie zuzuschreiben, sondern auch seiner Psychologie. Der überaus leistungsorientierte, im Wettbewerb stehende Mann zeigt eine große Anfälligkeit für Herzinfarkte.

Männer brauchen eine vollständige und gründliche Untersuchung durch einen Arzt, der sich auf dem Gebiet des Stresses und seiner spezifischen Symptome genau auskennt.

Bestimmt haben Sie schon von der Typ-A-Persönlichkeit gehört. Dieser Mensch beeinflußt das Leben von anderen auf eine sehr stressige Art und Weise. Sein Streß nährt den Streß der anderen. Typ-A-Verhalten weist sich aus durch einen beständigen Kampf, immer mehr erreichen zu wollen oder an immer mehr Aktivitäten in einer immer kürzeren Zeit teilzunehmen. Der Typ-A-Mann stürmt voran, oft angesichts einer tatsächlichen oder eingebildeten Opposition durch andere. Er wird beherrscht von einer verborgenen inneren Unsicherheit im Blick auf seinen Status und seine Selbstachtung, oder er wird beherrscht von einer sehr großen Streitsucht oder von beiden. Er ist leicht anmaßend und dominierend.

Gleichgültig, ob er 20 oder 50 Jahre alt ist, dieser Mensch hat ein solches Empfinden von Zeitdruck, daß wir sagen, er habe »keine Ruhe in seinem Hinterteil«. Er bekommt fünfmal eher einen Herzinfarkt als andere Männer.

Von allen Streßindikatoren sind die Anzeichen im Verhalten am hilfreichsten, weil sie erkannt werden können. Die folgende Aufzählung ist das Ergebnis einer Streßumfrage über Männer, die bei Hunderten von Frauen durchgeführt wurde. Frauen beobachteten diese ersten Anzeichen im Verhalten von Männern:

1. Ein Mann wird seiner Frau oder seinen Kindern gegenüber verbal beleidigend oder kritisierend. Von allen Verhaltensarten wurde dieses Verhalten zuerst genannt.
2. Rückzug, Schweigen oder Vertieftsein (in andere Dinge) war der am zweithäufigsten genannte Hinweis auf Streß.
3. Männer neigen oft dazu, in Streßzeiten zuviel zu essen und an Gewicht zuzulegen.
4. Auch neigen sie dazu, in Streßperioden mehr Alkohol zu trinken.
5. Ungewöhnliche Ermüdung ist bei manchen Männern ein Zeichen von Streß.
6. Manche Männer verarbeiten ihren Streß, indem sie sich noch mehr auf die Arbeit oder auf andere Aktivitäten stürzen. Sie zeigen eine aufgeregte Aktivität.
7. Bei denjenigen, die rauchen, nimmt die Zahl der Zigaretten oder Zigarren zu, weil das Rauchen als Gegenmittel gegen den Streß eingesetzt wird. Während der Streßperioden ist es schwierig, das Rauchen zurückzuschrauben.
8. Manche Männer zeigen körperliche Symptome wie Zähneknirschen, das Klopfen mit den Fingern, das Bewegen der Füße oder das Auftreten von kleineren Zwängen im Verhalten, wenn sie mit Streß aller Art konfrontiert werden.*

Aufarbeitung von Streß nach der Bibel

Streß gehört zum Leben. Aber Sie und ich können mit dem Streß umgehen. Wie? Indem Sie Jesus Christus bitten, die Aufsicht zu übernehmen: über Ihre Gedanken, Ihren Verstand, Ihre Auffassungen und Ihre Reaktionen. Wenn Sie über die folgenden Bibelabschnitte nachsinnen und sie sich immer wieder ins Gedächtnis

---

* Ebd., überarbeitet nach S. 69–72.

rufen, können Sie die Spannung in Ihrem Leben in Gelassenheit verwandeln.

Biblische Zusicherungen für Zeiten voller Streß

5. Mose 31,6 Psalm 9,10–11 Jesaja 41,10
Jesaja 43,2 Matthäus 28,20 Johannes 14,18–21
Römer 8,38–39 Hebräer 13,5

Zusicherungen von Gottes Liebe

Zefanja 3,17 Johannes 14,21 Römer 8,28
1. Korinther 2,9 1. Johannes 4,10.16.19

Zusicherungen von Gottes Macht

Jesaja 40,29–31 Sacharia 4,6 Johannes 14,12
Apostelgeschichte 1,8 Epheser 3,14–21; 6,13–17

Zusicherungen von Gottes Vergebung

Psalm 103,9–12 Jesaja 44,22 Jesaja 55,7
Johannes 8,10–11 Römer 6,14; 8,1 2. Korinther 5,17
1. Johannes 1,9; 3,19–20

Zusicherungen von Gottes Fürsorge in unserer Frustration

Psalm 55,23 Römer 8,16–18 Philipper 1,6
1. Thessalonicher 5,16–19 1. Petrus 4,12–13

Zusicherungen von Gottes Gegenwart in unseren Gedanken

Psalm 139,17 Sprüche 3,5–6 Jesaja 26,3
1. Korinther 14,33 Epheser 2,4–5 Kolosser 1,27
1. Timotheus 1,17 1. Johannes 5,14–15

Zusicherungen von Gottes Hilfe bei Angst

Johannes 14,27 Römer 15,13 Epheser 2,13–14
Philipper 4,6–7.13.19 Kolosser 3,15

Zusicherungen von Gottes Führung

Psalm 32,8 Sprüche 16,3 Prediger 2,26
Jesaja 30,20; 42,16

Zusicherungen, daß Gott Gebet beantwortet

Psalm 145,18–19 Jeremia 33,3 Matthäus 7,7–8,11
Johannes 15,7; 16,23–24 Philipper 4,19
Hebräer 4,14–16

Kapitel 8

Depressionen und Ausgebranntsein

Heute hören wir viel über ein Phänomen, das man als »Ausgebranntsein« bezeichnet. Handelt es sich hier um eine Art von Depressionen? Verursacht es Depressionen? Welchen Zusammenhang gibt es zwischen beiden? Jahr für Jahr erscheinen neue Bücher, die die Ursachen und charakteristischen Merkmale dieses Zustandes erklären wollen. Es sieht so aus, daß wir in den vergangenen 20 Jahren ein neues Vokabular entwickelt haben, um erklären zu können, was mit dem Menschen geschieht. Worte wie Streß, Midlife-crisis und Ausgelaugt- oder Ausgebranntsein sind nur einige Begriffe aus diesem Wortschatz.

Eine einfache, umfassende Definition des Begriffes »ausbrennen« lautet: »An sich selber Raubbau treiben. Die eigenen körperlichen und geistigen Reserven erschöpfen. Sich verausgaben durch ein übermäßiges Streben, irgendeiner unrealistischen Erwartung zu entsprechen, die die Gesellschaft oder man selber an sich gestellt hat.«*

Wenn Sie eine einfache Erklärung wollen für die Art und Weise, in der Menschen reagieren, wenn sie »ausgebrannt« sind, dann analysieren Sie einmal den Ausdruck selber. Das Wort »brennen« erweckt die Vorstellung von Hitze, Brand, Feuersbrunst oder Zorn. Manche Menschen werden zornig über ihren Arbeitsplatz, ihre Familie, ihre Freunde oder ihren Arbeitgeber. Das ist ein Zorn, der direkt unter der Oberfläche schwelt, jeden Augenblick bereit, bei der kleinsten Provokation aufzuflammen und überzukochen.

Der andere Teil des Wortes ist das Wort »aus«. Da ist nichts mehr übrig. Es ist, als wenn sich dieser Mensch aus dem Leben zurückziehen würde. Er gibt auf und behauptet, daß nichts mehr getan werden könne und daß sowieso alles keinen Sinn mehr habe. Er verletzt andere, indem er nichts tut. All seine Energie,

---

* Dr. Herbert Freudenberger, *Burn-Out, (NY: Bantam Books, 1980), S. 17.*

Rechtschaffenheit, Fürsorge, Liebe und Wünsche sind verschwunden.

Fünf Bereiche des Ausbrennens

Das Ausbrennen ist ein komplexer Prozeß, der alle fünf Hauptbereiche unseres Lebens in Mitleidenschaft zieht: den physischen, intellektuellen, emotionalen, sozialen und den geistlichen Bereich.

Der physische Aspekt bezieht sich auf das zur Verfügung stehende Maß an Energie, um die Dinge zu tun, die man tun muß und tun möchte. Das erste Symptom des Ausgebranntseins ist ein allgemeines Gefühl der Müdigkeit. Gewöhnlich treiben Menschen, die unter dem Gefühl des Ausgebranntseins leiden, weder Gymnastik, noch nehmen sie an einem Diät- oder an einem Streß-Verringerungs-Programm teil.

Der intellektuelle Aspekt bezieht sich auf die Schärfe, mit der ein Mensch denkt und Probleme löst. Ist ein Mensch ausgebrannt, so nimmt diese Fähigkeit ab. Die Kreativität läßt nach, der Zynismus in bezug auf neue Methoden wächst, und man hat kein Hobby oder ein anderes Mittel der geistigen Entspannung.

Der emotionale Aspekt hängt damit zusammen, ob das Gefühlsleben eines Menschen im Grunde positiv oder negativ ist. Steht jemand dem, was in seinem Leben geschieht, positiv oder negativ gegenüber? Gibt es andere Gebiete als nur die Arbeit, auf denen emotional »Luft abgelassen werden« kann? Ist sich der Mensch dessen bewußt, was emotional mit ihm geschieht? Wenn er sich zu viel für seine Arbeit interessiert und diese Arbeit nun an Wert zu verlieren beginnt, kann es mit dem ganzen Leben dieses Menschen langsam bergab gehen. Depressionen können sich einstellen aufgrund des Verlustes von Träumen und Erwartungen, die mit seiner Arbeit verknüpft waren. Menschen mit einem ausgeglichenen Leben, die sich auch für Gebiete, die außerhalb ihrer Arbeit liegen, interessieren, verfügen über einen Stoßdämpfer gegen das Ausbrennen.

Der soziale Aspekt des Ausbrennens bezieht sich auf das Gefühl der Isolation. Man hat das Gefühl, nicht mehr beteiligt zu sein. Welches unterstützende soziale System besitzt der Mensch? Ist er in der Lage, seine Gefühle von Frustration, Zorn, Müdigkeit oder Ernüchterung anderen offen mitzuteilen? Hat er jemanden, der ihm zuhört? Leider ist es oft so, daß ein Mensch, der sich ausgebrannt fühlt, andere häufig nicht mit seinen Problemen belasten will, wodurch er seine Isolation nur noch vergrößert.

Der geistliche Aspekt bezieht sich auf das Maß an Sinn, das das Leben für diesen Menschen besitzt. Sind die Erwartungen eines Menschen an seine Arbeit zerschlagen worden, empfindet er bald eine innere Leere. Sein Lebenstraum oder seine Erwartungen im Blick auf das, was Gott mit ihm vorhatte, können für ihn zu einer Quelle der Enttäuschung werden.

Das Gefühl des Ausgebranntseins kann aber auch rein physischer Art sein. Ein Mensch hat genug von seiner Arbeit, von Unterricht oder von der Erfolglosigkeit des Systems. Gewöhnlich erholt er sich nach einem kurzen Urlaub oder einfach nach einem freien Tag. Jede Art von Veränderung, die ein neues Interesse weckt oder einfach die Arbeitsroutine unterbricht, kann hilfreich sein.

Psychologisches Ausbrennen

Das Hauptsymptom des Ausgebranntseins ist das gefährlichste, und es kann sowohl bei Christen wie bei Nichtchristen auftreten. Es handelt sich dabei um den Verfall des langfristigen psychologischen Funktionierens, was die intellektuellen, emotionalen, sozialen und geistlichen Aspekte mit einschließt. Zufriedenheit, Einfühlungsvermögen, Sensibilität und Mitgefühl nehmen ab. Das psychologische Ausbrennen geschieht allmählich und macht sich am deutlichsten bemerkbar, wenn eine Krise auftritt. Die Beziehungen in allen Bereichen des Lebens sind in Mitleidenschaft gezogen. Die Erholung wird mechanisch. Der Mensch hält sich abseits und meidet seine Freunde. Er behält seine Gefühle für sich und steht seinen Angehörigen kalt gegenüber.

Das psychologische Ausgebranntsein entwickelt sich über eine längere Zeit, und es dauert auch länger, bis es abklingt. Einige freie Tage, ein kurzer Urlaub oder ein eintägiges Seminar über

Streß oder Ausgebranntsein reichen nicht aus. Viel Zeit und eine Umorientierung im Blick auf das Leben sind notwendig. Auch eine geistliche Erneuerung durch Bibellesen, Gebet und intime christliche Freunde werden Teil der Heilbehandlung sein. Außerdem muß während des Heilungsprozesses die Umgebung, in der man arbeitet, daraufhin untersucht werden, ob sie zum Verfall beigetragen hat.

Das tatsächliche Problem ist allerdings nicht die Umgebung an sich, sondern unsere Reaktion auf sie. Das Wort Gottes sagt uns deutlich, daß wir nicht deshalb frei von Problemen sein werden, weil unsere Umgebung ruhig und friedlich ist. Die Erfahrung des Friedens ist eine erlernte Antwort durch die Anwendung von Gottes Wort inmitten aller Schwierigkeiten.

Ursachen des Ausgebranntseins

Was verursacht das Gefühl des Ausgebranntseins? Ist es eine Krankheit, deren Erreger vom Wind des Lebens weitergetragen werden? Woher kommt das Ausgebranntsein? Es gibt zahlreiche Ursachen, aber zwei der wichtigsten sind Erwartung und Zuleitung. Unrealistische Erwartungen an das Leben, an Menschen oder an eine Arbeitsstelle können dazu führen, daß ein Gefühl des Ausgebranntseins entsteht. So mancher konzentriert sich auf das Ziel, das er erreichen will, ohne sich um den Kampf zu kümmern, der nötig ist, um dieses Ziel zu erreichen.

Viele Menschen sind sich der Realität am Arbeitsplatz mit ihren Schmerzen und Kämpfen nicht bewußt. Ihre Träume von der Veränderung der Welt können schnell zerschlagen werden. Wenn sie erkennen, daß sie nicht in der Lage sind, das System zu ändern, verwandelt sich ihr Idealismus in Zynismus.

Ein anderer Aspekt der unrealistischen Erwartungen ist die Einstellung: »Das kann mir nicht passieren.« Andere Menschen brechen zusammen, aber ich nicht. Andere Menschen versagen, aber ich nicht. Andere Menschen fühlen sich ausgebrannt, aber ich nicht.

Die zweite große Ursache für das Gefühl des Ausgebranntseins ist die Zuleitung. Beachten Sie die bildreiche Beschreibung dieser Ursache des Ausgebranntseins in den folgenden Abschnitten:

> Viele Leute scheinen einer Metapher des Lebens anheimzufallen, die man durch ein oder zwei geographische Phänomene charakterisieren könnte: Das eine Phänomen ist Death Valley und das andere das Tote Meer.
>
> Death Valley ist eine Wüste. Sie ist interessant, weil es einmal ein Meer voller Leben war. Es ernährte ausgedehnte Kulturkreise, war Lebensgrundlage für nicht mehr auf diesem Planeten existierende Menschen und Lebensformen. So funktionierte es unzählige Jahrhunderte lang. Aber etwas veränderte sich. Meere brauchen Zustrom. Von irgendwoher fließt das Wasser zu, um dem Meer Leben zu bringen, damit es seinerseits Leben geben kann. Was immer auch das Meer, das zum Death Valley wurde, nährte – eines Tages war der Zufluß versiegt. Obwohl nichts Neues mehr hinzukam, versuchte das Meer noch immer, die Kulturkreise, deren Leben von ihm abhing, zu speisen. Es gab so viel her, daß es austrocknete und nicht länger ein Meer war, sondern zur Wüste wurde. Death Valley ist ein Naturphänomen, bei dem es wohl einen Ausfluß, aber keinen Zufluß oder Zuleitung gibt. Es gab einfach das her, was es hatte, und da nichts Neues dazukam, starb es.
>
> Überlegen Sie sich einmal, wie diese Beschreibung auf manche Menschen zutrifft. Sie sind aufgefordert, sich tagein, tagaus zu geben. Lehrer, Sozialarbeiter, Pfarrer und Polizisten werden alle mit Forderungen konfrontiert, die andere Menschen an sie stellen. Wenn sie glauben, daß sie beständig geben können, ohne selber irgendwoher gespeist zu werden, dann werden sie psychologische Death Valleys, unfähig, noch etwas zu geben. Sie werden hohl, erschöpft und steril. Sie sind Lehrer ohne eigenes Leben. Ihre Klassenräume sind unfruchtbar. Sie sind nicht in der Lage, ein Klima zu schaffen, in dem junge Menschen wachsen können. Sie sind die Väter, deren Küsse immer trocken sind; sie sind unfähig, die warmen, nassen Küsse der Zuneigung zu geben, die es ihrer Familie ermöglichen, zu wachsen und sich weiterzuentwickeln. Sie

sind Menschen, die keine Nahrung von außerhalb erhalten. Sie sind ausgetrocknet.
Das Tote Meer ist ein Wassergebiet, das stagniert. Der Jordan fließt in das Tote Meer. Früher war es einmal ein Wassergebiet, in dem es Leben gab; aber das ist nicht mehr so. Das Tote Meer hat wohl einen Zufluß, aber keinen Abfluß. Es sammelt das Wasser des Jordans, nimmt das Leben an, und dann läßt es dieses nicht wieder hinaus, mit dem Ergebnis, daß es verdunstet und stirbt. Nichts kann dieses Meer verlassen. Es gibt keinen Abfluß. Wohl nimmt das Tote Meer alles auf, gibt aber nichts wieder her.
Es gibt Menschen, die aus dem einen oder anderen Grund nicht in der Lage sind, irgend etwas aus sich herauszulassen. Es gibt Menschen, die mehr haben, als sie brauchen. Sie verfügen aber nicht über die Fähigkeit, ihren inneren Reichtum mit anderen zu teilen. Sie sammeln ihre Gefühle und behalten sie für sich. Da sie niemals herauskommen, eitern diese Gefühle, werden krebsartig und zerstörerisch, so daß diese Menschen auch das innere Leben verlieren. Sie schwellen an durch die angestauten menschlichen Empfindungen, Erfahrungen, Freuden und Traurigkeiten. Sie wissen nicht, wie sie sie weitergeben sollen. Sie sind die Ärzte, die unfähig sind, dem sterbenden Patienten ihre Hand entgegenzustrecken. Sie sind die Athleten, die ständig vorgeben, auf dem Spielfeld zu sein und den Rest des Lebens niemals erreichen. Sie sind die Krankenschwestern, die kleinen Jungen erzählen, daß Wunden und gebrochene Arme nicht schmerzen, weil ihre eigenen Gefühle in ihrem inneren Toten Meer erstickt sind. Sie nehmen alles und geben nichts zurück.*

* I. David Welch, Donald Medeiros, George Tate, *Beyond Burnout* (Englewood Cliffs, NJ: Prentice Hall, 1982), S. 13,14.

Der Ausweg aus dem Ausgebranntsein

Depressionen können viele Formen annehmen. Es gibt einen Unterschied zwischen allgemeinen Depressionen und der Art von Depressionen, die auf ein Ausgebranntsein hinweisen. Bei den allgemeinen Depressionen sind bald sämtliche Lebensbereiche eines Menschen betroffen. Beim Ausgebranntsein lassen sich die Depressionen gewöhnlich zeitlich begrenzen; sie sind oft spezifisch und sogar lokal festgelegt. Sie ziehen nur einen Lebensbereich des Menschen in Mitleidenschaft. Jemand kann bei der Arbeit niedergeschlagen und verzagt sein, aber dennoch nach Hause gehen und sich beim Schwimmen oder Tennisspiel amüsieren. Bei den allgemeinen Depressionen ist es eher wahrscheinlich, daß der einzelne Schuldgefühle entwickelt; beim Ausgebranntsein ist das allgemein vorherrschende Gefühl Zorn.

Das tatsächliche Problem bei Depressionen ist jedoch die Unempfindlichkeit. Wenn die Symptome offensichtlich sind und die Person in Abrede stellt, daß etwas nicht in Ordnung sei, dann beginnt sich eine »Ist-mir-egal«-Haltung zu entwickeln. Es ist manchmal schwierig, zwischen den Depressionen infolge eines Ausgelaugtseins und den allgemeinen Depressionen zu unterscheiden, da beide eine »Ist-mir-egal«-Reaktion haben. Wie jedoch bereits erwähnt wurde, sind die Depressionen infolge eines Ausgebranntseins gewöhnlich auf einen Bereich begrenzt und von kurzer Dauer.

Was kann helfen? Wir brauchen Erwartungen und Hoffnungen für unser Leben. Aber wenn wir es lernen, jene Erwartungen zu vermeiden, bei denen ein Versagen vorprogrammiert ist, dann erreichen wir ein besseres Gleichgewicht. Wenn wir Zuleitungen vermeiden, die austrocknen oder Isolation schaffen, dann bewahren wir ein besseres Gleichgewicht.

Kapitel 9

Wie man den Depressionen entkommt

Viele Leute fragen: »Wie lange dauern wirkliche Depressionen ungefähr an?« Dr. Aron Beck von der Universität Pennsylvania vertritt die Ansicht, daß eine Depression gewöhnlich innerhalb von drei Wochen überstanden ist. Meistens suchen Menschen mit länger anhaltenden Depressionen entweder Hilfe bei Familienmitgliedern, bei einem Arzt oder bei einem Seelsorger. Finden sie dort keine Hilfe, können die Depressionen schlimmer werden, als es eigentlich notwendig wäre. Dr. Floyd Estess von der »Stanford University Medical School Psychiatry Clinic« schätzt, daß für einen Menschen mit einem unbehandelten Depressionsanfall ein 50-zu-50prozentiges Risiko besteht, daß er innerhalb der nächsten drei Jahre einen zweiten Anfall erleidet.*

Die gute Nachricht im Blick auf die Krankheit mit dem Namen »Depressionen« ist, daß Sie den Kampf mit großer Wahrscheinlichkeit gewinnen werden. Bei jedem Depressionsanfall, den Sie durchleben, besteht eine 95prozentige Heilungschance. In vielen Fällen werden die Depressionen schließlich ohne Behandlung nachlassen. Die schmerzhaften Gefühle, die Verzweiflung und der Schmerz klingen ab. Geben Sie die Hoffnung also nicht auf.

Es ist wichtig, daß Sie sich Ihrer Depression stellen und sich mit ihr auseinandersetzen. Warum? Brenda Poinsett gibt uns vier gute Gründe dafür:

1. Späteres Bedauern. Wenn es Ihnen nicht gelingt, eine Depression fahrenzulassen, dann werden Sie möglicherweise etwas tun, das Sie später bedauern, wenn die Depression abklingt. Depressive Menschen machen manchmal während einer akuten Depressionsphase ungückselige Fehler. Sie gehen so weit, daß sie ihre Arbeitsstelle aufgeben oder sich scheiden lassen. Wenn die

---

* »When the Blues Really Get You Down«, *Better Homes and Gardens* (Januar 1974).

Depressionen dann nachlassen, schauen sie zurück und denken: »Wie habe ich jemals so handeln können?«

2. Komplizierte Probleme. Wenn es Ihnen nicht gelingt, eine Depression fahrenzulassen, bereiten Sie sich zusätzliche Schmerzen. Man spricht dann von einem »depressiven Theorem«. Die Tatsache, daß man sich schlecht fühlt, scheint Situationen zu erzeugen, in denen unangenehme Dinge geschehen. Diese unangenehmen Dinge wiederum sind der Grund dafür, daß sich unsere Depressionen noch vertiefen und all das Schlechte, das wir von uns selbst vermuten, bestärken. Diese komplizierten Probleme können zurückgeführt werden auf die geschwächte Fähigkeit des depressiven Menschen, mit Dingen umzugehen und flexibel zu sein.

3. Chronische Depressionen. Wenn es Ihnen nicht gelingt, eine Depression fahrenzulassen, dann sind Sie auf dem Weg zu chronischen Gewohnheitsdepressionen. Sie gewöhnen sich daran, auf Enttäuschungen des Lebens hauptsächlich mit Depressionen zu reagieren.

4. Mögliche Selbstzerstörung. Wenn es Ihnen nicht gelingt, eine Depression fahrenzulassen, dann kann es sein, daß Sie Selbstmordabsichten entwickeln. Wenn sich die Krankheit der Depressionen unkontrolliert hinzieht, führt sie unter Umständen zu einer Hoffnungslosigkeit, die das Leben zu einem schrecklichen Alptraum macht. Der depressive Mensch kann sich nur noch an Augenblicke des Leidens erinnern; die guten Momente sind völlig aus seinem Gedächtnis verschwunden.*

Das Aufdecken der Ursache

Was können Sie tun, wenn Sie feststellen, daß Sie depressiv werden? Suchen Sie zunächst nach physischen Gründen für diese Depressionen. Vielleicht ziehen Sie auch Ihren Arzt zu Rate. Gibt es keine physische Ursache, dann ist der nächste Schritt, sich zwei Schlüsselfragen zu stellen. Unter Umständen bitten Sie auch Ihren

---

* Brenda Poinsett, *Understanding a Woman's Depression* (Wheaton, IL: Tyndale House, 1984), bearbeitet nach S. 115–117.

Partner oder eine(n) gute(n) Freund(in), sie mit Ihnen gemeinsam zu durchdenken.

1. Was tue ich gerade in diesem Augenblick, das möglicherweise für das Entstehen meiner Depressionen verantwortlich ist? Überprüfen Sie Ihr Verhalten, um zu entscheiden, ob es mit der Bibel in Übereinstimmung steht. Fragen Sie sich, ob Sie irgend etwas tun, das die Depressionen verstärkt.

2. Über was denke ich nach, oder in welcher Weise denke ich über etwas nach, so daß ich dadurch depressiv werden könnte?

Suchen Sie nach dem Depressions-»Auslöser«. Manche Auslöser sind offensichtlich, und Sie stellen sie bald fest. Andere Ursachen sind schwieriger zu entdecken. Vielleicht sollten Sie die folgenden Fragen auf einer Karte festhalten. Nehmen Sie sie in die Hand, wenn Sie depressiv sind, und versuchen Sie, sich mit ihrer Hilfe an den Gedanken oder das Ereignis zu erinnern, das die Depressionen ausgelöst hat: Was habe ich getan? Wohin bin ich gegangen? Mit wem habe ich gesprochen? Was habe ich gesehen? Was habe ich gelesen? Worüber habe ich nachgedacht?*

Überprüfen Sie Ihre Gedanken und Ihre Werturteile. Wenn Ihr Denkmuster negativ ist und Sie immer wieder negative Werturteile über sich fällen, dann werden Sie depressiv. Erkennen und identifizieren Sie zunächst die Gedanken, die Sie über sich selbst haben. Wenn etwas geschieht und Sie depressiv werden, dann müssen Sie sich klarmachen, daß hinter Ihren Gefühlen mehr steckt als nur das äußere Ereignis. Vielleicht hatten Sie einen negativen Gedanken oder fällten ein negatives Urteil über das, was vorgefallen ist. Das macht Sie anfällig für Depressionen.

Zweitens müssen Sie erkennen, daß viele Ihrer Gedanken automatisch auftreten. Sie kommen unwillkürlich; man braucht gar nicht darüber nachzudenken, ob man sie hat oder nicht – sie tauchen einfach auf. Sie sind nicht die Folge von Erwägungen oder Überlegungen. Aber wenn Sie sich mit ihnen auseinandersetzen, können Sie sie auf die Seite legen.

Unterscheiden Sie drittens zwischen Vorstellungen und Tatsachen. Sie denken vielleicht etwas, aber das bedeutet nicht, daß

---

* Archibald Hart, *Coping with Depression in the Ministry and Other Helping Professions* (Waco, TX: Word Books, 1984), bearbeitet nach S. 68.

es auch der Wahrheit entspricht. Wenn Sie depressiv sind, weil Sie den Eindruck haben, daß Ihr Ehepartner die Art und Weise, wie Sie sich kleiden, oder die Gerichte, die Sie kochen, nicht mag, dann klären Sie das mit ihm ab. Vielleicht haben Sie recht, aber ebenso entsprechen Ihre Annahmen vielleicht gar nicht den Tatsachen. Wenn Sie etwas mutmaßen, sollten Sie immer versuchen, festzustellen, ob Ihre Vermutungen auch tatsächlich zutreffen.

Wenn Sie schließlich herausgefunden haben, daß ein bestimmter Gedanke nicht der Wahrheit entspricht, dann stellen Sie genau fest, warum er unzutreffend oder ungültig ist. Dieser Schritt ist überaus wichtig! Wenn Sie die Gründe in Worte fassen, hilft Ihnen das auf dreierlei Weise: Es verringert tatsächlich die Häufigkeit, mit der die Gedanken zurückkommen. Es mindert die Intensität dieser Gedanken, und es schwächt das Gefühl oder die Stimmung, die diese Vorstellung hervorrief, ab. Je mehr Sie manchen Ihrer Vorstellungen auf diese Weise entgegenwirken, desto weniger häufig werden Sie depressiv.

Beobachten Sie alle Annahmen oder Verallgemeinerungen, die Sie machen. Lernen Sie, zu sich selber zu sagen: »Ich sitze wieder einer Mutmaßung auf« oder »Ich habe wieder einmal übertrieben« oder »Ich war davon ausgegangen, daß es ihr nicht gefiel – aber es könnte ebenso gut sein, daß es ihr doch gefiel«. Vielleicht erscheint es Ihnen merkwürdig, aber es ist wichtig, daß Sie dies laut aussprechen (natürlich nur, wenn Sie alleine sind). Es ist notwendig, daß Sie Ihre eigene Stimme diese Dinge sagen hören. Ihr Denkmuster kann dadurch verändert werden.

2. Timotheus 1,7 sagt: »Denn Gott hat uns nicht gegeben den Geist der Furcht (der Feigheit, Zaghaftigkeit, Duckmäuserigkeit und Kriecherei), sondern der Kraft und der Liebe und der Besonnenheit.«

In Epheser 4,23 heißt es: »Erneuert euch aber in eurem Geist und Sinn« – habt eine gesunde geistige und geistliche Einstellung.

Und 2. Petrus 1,13 fordert schließlich: »Ich halte es für meine Pflicht, euch immer wieder zu erinnern und euch wachzuhalten, solange ich noch bei euch lebe« (Gute Nachricht).

Wir sind dazu aufgerufen, unser Denkmuster beziehungsweise unsere Gedankenwelt zu verändern. Aber die Bibel sagt auch, daß der Heilige Geist aktiv daran arbeitet, unseren Verstand zu beeinflussen und uns zu helfen, unsere Gedanken zu kontrollieren.

Hier sind zwei Vorschläge, die vielen Menschen dabei geholfen haben, das negative Muster ihrer Gedankenwelt in ein positives zu verwandeln. Ein Arzt forderte einen Patienten einmal auf, eine Stoppuhr bei sich zu führen und sie einzustellen, sobald er einen negativen Gedanken hatte, und sie zu stoppen, sobald dieser von einem positiven Gedanken abgelöst wurde. Der Patient vermerkte die Zeiträume auf einem Stück Millimeterpapier und trug Uhr und Blatt immer bei sich, wohin er auch ging. Vor dem Experiment hatte er den Eindruck, daß er ausschließlich negative Gedanken habe. Als er sie zeitlich bestimmte und in eine Graphik eintrug, fand er heraus, daß die negativen Gedanken doch nicht so oft auftraten, wie er gemeint hatte. Der ganze Prozeß der zeitlichen Festlegung seiner Gedanken half ihm dabei, Methoden zu entwickeln, mit denen er seine negativen Gedanken kontrollieren konnte. Er begann, die Kontrolle über sein Leben wieder selber zu übernehmen.

Zu einer anderen Methode, mit einem negativen Denkmuster zu brechen, gehört, Philipper 4,6 auf eine 3 mal 5 cm große Karte zu schreiben: »Sorgt euch um nichts, sondern in allen Dingen laßt eure Bitten in Gebet und Flehen mit Danksagung vor Gott kundwerden.« Auf die andere Seite der Karte schreiben Sie das Wort »Aufhören«. Wann immer Sie mit negativen Gedanken kämpfen, nehmen Sie diese Karte heraus, schauen das Wort »Aufhören« an und sagen es laut vor sich hin. Dann drehen Sie die Karte um und lesen den Vers laut. Am Arbeitsplatz oder in Gesellschaft anderer Menschen können sie auch schweigend lesen. Machen Sie das regelmäßig, und Sie werden Ihr negatives Denkmuster besiegen und durch die positiven Gedanken der Bibel ersetzen.

Positive Schritte

Beginnen Sie die positiven Schritte zur Überwindung der Depressionen, indem Sie sich einige Fragen über die nachfolgenden Gebiete stellen:

Bewußtsein. Bin ich depressiv? In welchem Maß? Warum? Was ist vorher geschehen?

Motivation. Was will ich mit meinen Depressionen erreichen? Werde ich damit von bestimmten Verantwortlichkeiten freigestellt? War ich in den letzten Monaten oder Jahren wesentlichen Veränderungen oder Streßsituationen ausgesetzt? Auf welche Weise versuche ich, mich ihnen anzupassen?

Entscheidung. Will ich weiterhin depressiv sein?

Taten. In was für einer Umgebung befinde ich mich? Hilft sie mir dabei, aus meinen Depressionen herauszukommen? Was kann ich tun, damit meine Depressionen teilweise oder ganz verschwinden?

Dann machen Sie die folgenden zusätzlichen Schritte.

1. Überprüfen Sie Ihre Gewohnheiten. Beobachten Sie Ihre Eß- und Schlafgewohnheiten, um herauszufinden, ob diese verändert werden sollten. Wenn Sie nur wenig Appetit haben und an Gewicht verlieren, dann achten Sie besonders darauf, daß Sie häufiger kleine Mahlzeiten zu sich nehmen.

2. Bleiben Sie aktiv. Setzen Sie Ihr tägliches Leben in gewohnter Routine fort oder ziehen Sie sich daraus zurück, indem Sie länger im Bett bleiben, sich von Freunden fernhalten, das schmutzige Geschirr in der Spüle anwachsen lassen oder die regelmäßigen Aktivitäten meiden? Verschließen Sie sich vor Ihren Freunden und Ihrer Familie? Wenn das der Fall ist, ist es wichtig, daß Sie sich selber zwingen, aktiv zu bleiben. Denken Sie daran, daß wenn sich ein depressiver Mensch auf eine solche Weise zu verhalten und so zu handeln beginnt, die Depressionen noch verstärkt werden. Sie müssen Ihr eigenes depressives Verhaltensmuster entweder selber durchbrechen oder jemanden bitten, Ihnen dabei zu helfen.

Versuchen Sie, aus dem Haus zu gehen, wenn es auch nur für eine kurze Zeit ist. Vielleicht holen Sie morgens nach dem Frühstück die Zeitung, machen einen Spaziergang um den Häuserblock oder zu einem Lieblingsplatz oder -geschäft.

Jedes Engagieren in einer physischen Aktivität, die Sie normalerweise gerne tun, ist hilfreich. Es ist schwer, depressiv zu bleiben, wenn man singt, schwimmt, mit dem Fahrrad fährt, joggt, Tennis spielt und so weiter.

3. Suchen Sie Kontakt zu anderen. Lassen Sie Ihren Partner wissen, daß Sie depressiv sind. Bitten Sie ihn, Ihnen zuzuhören, wenn Sie es erklären. Wenn Sie eine Antwort wollen, bitten Sie darum; aber wenn Sie keine wollen, dann bitten Sie ihn, Ihnen nur geduldig zuzuhören. Wenn Sie auf Ihren Ehepartner oder auf sonst jemanden ärgerlich sind, diskutieren Sie Ihre Gefühle mit dieser Person und bringen Sie sie ans Licht.

Bei allen Depressionen brauchen Sie einen Menschen, dem Sie vertrauen können (ein Familienmitglied oder einen Freund), dem Sie Ihre Klagen sagen und dem gegenüber Sie Ihre Gefühle des Zornes zum Ausdruck bringen können. Wenn Sie niemanden haben, dann suchen Sie jemanden – und lassen Sie Ihre Gefühle heraus!

Wenn Sie sich selber dazu bringen können, dies zu tun, versuchen Sie dann, Familienmitglieder und Freunde möglichst oft zu besuchen, aber nur für einen ganz kurzen Zeitraum. Versuchen Sie nicht, Gäste in Ihr Haus einzuladen, sondern besuchen Sie andere Leute informell und ganz kurz.

Wenn es schwierig ist, mit den Menschen, mit denen Sie zusammenleben, zu reden, schreiben Sie ihnen einen Brief. Erklären Sie zum Beispiel kurz, daß es Ihnen überhaupt nicht hilft, wenn sie in bester Absicht versuchen, Ihre Stimmung zu heben, indem sie mit Ihnen scherzen.

Wenn Ihre Freunde und Ihre Familie zu den Menschen gehören, die glauben, daß Sie durch Schelte und Kritik gestärkt würden, dann sagen Sie Ihnen, daß sie Unrecht haben. Sie brauchen Ermutigung, Unterstützung und Beständigkeit.

4. Halten Sie Ihren Zeitplan ein. Erstellen Sie jeden Tag entweder selber oder mit fremder Hilfe eine Liste von all dem, was Sie an diesem Tag tun würden, wenn Sie nicht depressiv wären. Nachdem Sie diese Liste im einzelnen aufgestellt haben, erarbeiten Sie einen Plan, um jeden Tag das zu erledigen, was auf der Liste steht.

Versuchen Sie, die tägliche Routine aufrecht zu erhalten. Wenn Sie außerhalb des Hauses arbeiten, dann versuchen Sie, jeden Tag zur Arbeit zu gehen. Es nützt Ihnen mehr, wenn Sie am Morgen aufstehen, sich anziehen, frühstücken, zur Arbeitsstelle gehen und

Ihre Aufgaben dort erledigen, als daß Sie mit all Ihren unbehaglichen Gedanken zu Hause im Bett liegenbleiben.

Wenn Sie zu Hause arbeiten, folgen Sie demselben Schema. Halten Sie Ihre tägliche Hausarbeit für wichtig. Sie haben vielleicht das Gefühl, daß es egal sei, was Sie tun. Aber das stimmt nicht.

Eine andere Art und Weise, ein positives Verhaltensmuster zu entwickeln, ist (wenn notwendig, mit fremder Hilfe) eine umfassende Liste aufzustellen von vergnüglichen Dingen. Wenn diese Liste erstellt ist, suchen Sie für jeden Tag mehrere Dinge aus. Ein Zeitplan für vergnügliche Unternehmungen ist kein Allheilmittel gegen sämtliche Depressionen, aber oft kann man das Muster der Depressionen durch sein Verhalten durchbrechen. Die meisten Menschen fühlen sich besser, wenn sie sich an vergnüglichen Aktivitäten beteiligen.

5. Suchen Sie nach positiven Eindrücken. Lesen Sie einige entsprechende, hilfreiche Bücher. Sie werden Ihnen dabei helfen, ein Denkmuster zu entwickeln, das Ihre Depressionen beseitigen kann. Konzentrieren Sie sich auf passende Bibelstellen (siehe den letzten Abschnitt in Kapitel 7). Lesen Sie diese Abschnitte jeden Morgen; hängen Sie überall in der Wohnung Poster mit diesen Bibelversen auf: Psalm 27,1–3; 37,1–7; Jesaja 26,3; 40,28–31.

Ist es möglich, sich seinen Weg aus den Depressionen herauszubeten? Viele haben es versucht, aber keine Veränderung festgestellt. Es hängt von der Art oder Ursache der Depressionen ab. Wenn Sünde die direkte Ursache der Depressionen ist, dann kann ein Gebet, das Sündenbekenntnis, Reue und Annahme der Vergebung einschließt, Sie von den Depressionen befreien. Aber allzu oft glaubt ein depressiver Mensch, seine Depressionen seien die Folge von Sünde, während das in Wirklichkeit gar nicht der Fall ist. Solches Denken spiegelt nicht selten das Gefühl der eigenen Wertlosigkeit wider, das mit den Depressionen einhergeht.

Manche Menschen empfehlen das Lobpreisen Gottes als ein Mittel, um Depressionen zu bekämpfen. Wahrer Lobpreis dafür, wer Gott ist, und für die Kraft, die er uns gibt, kann eine Hilfe im Umgang mit unseren Depressionen sein. Wenn wir jedoch darauf warten wollen, daß wir uns danach fühlen, Gott zu preisen, wird uns das hemmen, denn in einem depressiven Zustand werden wir wohl nie ganz in der Stimmung sein, Gott zu loben. Vielleicht erhalten wir eine bessere Perspektive, wenn wir uns die Zeit und die Energie nehmen, unsere Segnungen aufzuschreiben und sie einzeln im Gebet vor Gott zu bringen. Am besten geschieht dies zusammen mit einem Menschen, der nicht depressiv ist und der Ihr Leben recht gut kennt.

Die Bedeutung von Aktivitäten

Eines der besten Heilmittel gegen Depressionen ist die Steigerung der Aktivitäten. Eine Veränderung im Maß der Aktivitäten hat mehrere positive Folgen, ist aber oft schwer zu erreichen. Es bedeutet, im Widerspruch zu seinen Gefühlen zu handeln. Sie werden dabei die Gedanken und Vorstellungen hinterfragen müssen, die Sie davon abhalten, aktiv zu sein.

Die Steigerung Ihrer Aktivitäten ist ein klarer Weg, Ihr Denken zu verändern. Wenn Sie weniger tun, halten Sie sich für unfähig, faul und wertlos. Ein guter Weg, um aktiver zu werden, ist die Hinterfragung solcher Vorstellungen; wenn Sie aktiver sind, schaffen Sie den Beweis, daß Sie es nicht sind. Sie beweisen sich selber, daß Sie etwas beginnen und auch vollenden können.

Studien haben ergeben, daß Aktivität die Stimmung eines Menschen verbessert. Gewöhnlich ist es so, daß man sich um so besser fühlt, je mehr man tut. Aktivitäten bieten auch eine hilfreiche Ablenkung von den Depressionen, indem sie den Verstand von unangenehmen Gedanken ablenken.

Außerdem wirken Aktivitäten der Müdigkeit entgegen, die sich bei Depressionen einstellt. Paradoxerweise muß man in einer depressiven Stimmung mehr tun, um mehr Energie zu erlangen. Wenn man nicht depressiv ist, erholt man sich durch Ruhe und Nichtstun. Die Studien belegen auch, daß Aktivitäten die Motivierung eines Menschen vergrößern. Der erfolgreiche Abschluß einer einfachen Aufgabe motiviert, eine andere Aufgabe anzugehen.

Wenn Sie Depressionen haben, müssen Sie tun, was Sie nicht fühlen, so wie Sie zuvor das getan haben, was Sie fühlten! Das hört sich merkwürdig an, ist aber wahr. Und dieses Phänomen ist nicht auf einen depressiven Zustand beschränkt, denn viele Menschen stellen fest, daß sich ihre Gefühle dem Verhaltensmuster anpassen, das sie zu praktizieren begonnen haben.

Körperliche Aktivität kann die geistigen Fähigkeiten fördern. Für zuvor unlösbar erscheinende Situationen kann man in einem Zustand der Aktivität neue Lösungen entdecken.

Wenn Sie aktiv werden, stellen Sie fest, daß andere Leute das, was Sie tun, positiv unterstützen. Sie müssen nicht länger mit anhören, wie sie Ihnen vorschlagen, »etwas zu tun«.

Jetzt gebe ich Ihnen ein Aktivitätsschema, das Ihnen helfen soll, Ihre Aktivitäten festzuhalten. (Erweitern Sie es und gebrauchen Sie die Tabelle als Muster.) Diese schriftliche Übung ist wichtig, da Sie, wenn Sie depressiv sind, ein selektives Gedächtnis haben. Dadurch vergessen Sie das Positive und erinnern sich nur an das Negative.

Vermerken Sie eine Woche lang Stunde für Stunde, was Sie tun. Schreiben Sie außerdem neben der tatsächlichen Aktivität auf, wieviel Befriedigung Sie dabei empfunden haben (verwenden Sie dazu eine Skala von 0 bis 5, wobei 0 keine Befriedigung und 5 sehr große Befriedigung bedeutet). Diese Tabelle kann Ihnen helfen, zu erkennen, was Ihnen Vergnügen macht und Befriedigung schafft.

Seien Sie sich dessen, was Sie schreiben, bewußt. Vielleicht neigen Sie dazu, etwas Negatives wie »Ich tat einfach nichts« aufzuschreiben. Aber vielleicht haben Sie während des Nichtstuns eine Fernsehsendung angesehen und eine Tasse Tee getrunken. Schreiben Sie dann diese Beschäftigungen auf, denn auch bei ihnen handelt es sich um Aktivitäten.

Wochenplan für Aktivitäten*

	Montag	Dienstag	Mittwoch	Donnerstag	Freitag	Samstag	Sonntag
9 - 10							
10 - 11							
11 - 12							
12 - 13							
13 - 14							
14 - 15							
15 - 16							
16 - 17							
17 - 18							
18 - 19							
19 - 20							
20 - 24							

Es ist außerdem wichtig für Sie, einen tatsächlichen Plan von dem aufzustellen, was Sie tun wollen. Indem Sie Ihre Aktivitäten planen, bekommen Sie Ihr Leben in den Griff. Das hilft Ihnen auch bei der Überwindung der Unentschlossenheit, die häufig ein Merkmal von Depressionen ist. Das Führen eines Stundenplanes und das Planen von Aktivitäten gibt Ihnen die Möglichkeit, selbstvernichtende Gedanken, die Sie lähmen, zu identifizieren und gegen sie anzugehen. Indem Sie sich einen Überblick verschaffen über das, was Sie bereits getan haben, und bei einem Blick auf das, was Sie am nächsten Tag tun wollen, bewirken Sie in sich andere Gefühle sich selber gegenüber.

Die Planung von Aktivitäten wirkt beim depressiven Menschen

* Gary Emery, *A new Beginning* (NY: Simon & Schuster, 1981), S. 75.

der Neigung zur Passivität entgegen. Es kann hilfreich für Sie sein, Ihre passiven Gedanken genau »festzunageln« und ihnen mit Aussagen der Aktivität zu begegnen. Hier folgt nun das Beispiel einer Frau, die gerne wieder zur Universität gehen wollte, um dort einige Vorlesungen zu besuchen. Die Aufzeichnungen enthalten ihre passiven Gedanken und die Antworten, die sie sich darauf gab.

Wege, sich selbst passiv zu verhalten, und die Antworten darauf*

Gedanken	**Antworten**
Es ist zu schwierig, festzustellen, welche Vorlesungen stattfinden.	Es ist so schwierig, wie es ist – nicht mehr, nicht weniger. Ich habe schon viel schwierigere Dinge getan.
Ich weiß nicht, welche Universitäten ich anrufen oder was für Fragen ich stellen soll.	Es geht darum, es zu tun – nicht darum, es perfekt zu tun. Es ist besser, es nicht so gut zu tun und es auszuprobieren, als es überhaupt nicht zu versuchen.
Ich will es gar nicht tun. Ich hasse es, zu telefonieren.	Das meine ich jetzt – aber davor wollte ich es tun. Es spielt daher keine Rolle, ob ich es jetzt tun will oder nicht. Ich tue es besser jetzt zu meinem eigenen Nutzen.

* Ebd., S. 79.

Ich glaube nicht, daß ich in der Lage bin, es zu tun. Ich warte, bis ich mehr in der Stimmung bin.	Das weiß ich nicht sicher. Ich bin kein Gedankenleser. Ich versuche es einfach und sehe, was ich tun kann. Inspiration kommt aus der Aktivität, nicht umgekehrt.
Ich habe schon so viel Zeit verloren. Wenn ich jetzt anfange, muß ich ständig an die vergeudete Zeit denken.	Ich habe keine Zeit vergeudet. Ich habe einfach etwas anderes mit der Zeit gemacht. Jetzt ist die Frage: Was will ich mit dieser Zeit tun – dasselbe oder etwas anderes?
Ich kann mich nicht entschließen, welche Universität ich zuerst anrufen soll.	Rufe die erste nach der alphabetischen Reihenfolge an. Es ist besser, die schlechteste anzurufen, als überhaupt nicht zu telefonieren.

Wie stellt man einen Aktivitätenplan auf? Sehr einfach. Seien Sie flexibel; erstellen Sie kein starres Muster, das Sie nicht verändern können. Bleiben Sie bei einem allgemeinen Plan. Wenn Sie nicht jede Aktivität schaffen, lassen Sie sie einfach aus und planen Sie sie bei einer anderen Gelegenheit wieder mit ein. Wenn Sie eine Aufgabe rascher als geplant erledigen, beginnen Sie die nächste Aufgabe dann trotzdem nicht, bevor nicht die dafür vorgesehene Zeit erreicht ist. Machen Sie bis dahin etwas Schönes. Leisten Sie sich etwas! Planen Sie die Aktivitäten in halbstündlichen oder stündlichen Abschnitten. Planen Sie keine Aktivitäten, die zu spezifisch oder zu allgemein sind. Nehmen Sie sich nicht zuviel vor. Die Freude an der Aktivität in einem befriedigenden Tempo ist Teil des Planes.

Wenn Sie den Haushalt mehrere Wochen lang vernachlässigt haben, dauert es vielleicht einige Tage oder Wochen, bis die Ordnung wieder hergestellt ist. Dieser Zeitraum ist völlig in Ordnung! Unterteilen Sie Ihre großen Aufgaben in kleine Aufgaben. Teilen

Sie sie von leicht bis schwierig ein. Schreiben Sie die verschiedenen Dinge, die getan werden müssen, auf, egal, ob es sich dabei darum handelt, den Keller, den Hof oder das Wohnzimmer zu putzen. Schreiben Sie auf, was Sie im Rahmen einer solchen Gesamtaufgabe tun wollen. Zum Reinigen des Wohnzimmers kann gehören, alle Zeitschriften aufzusammeln, staubzuwischen, staubzusaugen, die zwei Fenster zu putzen, die Hundehaare von den Lehnsesseln zu entfernen usw.

Seien Sie nicht überrascht, wenn Sie die Neigung verspüren, das Planen Ihrer Aktivitäten zu überspringen. Hier sind einige typische Sabotagetechniken, die Sie vielleicht gegen sich selber anwenden möchten, und einige Ratschläge, dem entgegenzuwirken.

Aussage: »Ich weiß nicht, ob mir irgendwelche Aktivitäten einfallen, die ich in meinem Plan eintragen kann.«

Antwort: Du hast vermutlich Mühe, einige auszudenken. Warum schreibst du nicht die Aktivitäten auf, die du jeden Tag tun mußt (etwa essen oder anziehen), Aktivitäten, die dir Spaß machen, und Aktivitäten, die dir das Gefühl vermitteln, etwas »geschafft« zu haben?

Aussage: »Ich habe niemals Protokolle angefertigt, und ich habe nie anhand eines Planes arbeiten können.«

Antwort: Planen ist eine einfache Tätigkeit, die man lernen kann. Wenn es schwierig ist, einen Stundenplan einzuhalten, dann könnten Sie eine Aufgabe von 8 bis 10 Uhr, eine weitere von 10 bis 12 Uhr und noch eine andere von 13 bis 18 Uhr aufschreiben. Für den Anfang ist das eine gute Methode.

Aussage: »Ich bin so leicht abgelenkt. Ich halte einfach nicht durch.«

Anwort: Erstellen Sie eine Liste der typischen Ablenkungen. Machen Sie sie ausfindig. Dann überlegen Sie schriftlich, wie Sie es vermeiden können, diesen Ablenkungen nachzugeben. Vielleicht müssen Sie den Stecker des Fernsehers, des Telefons oder des Computers aus der Steckdose ziehen und dürfen die Geräte erst wieder anschließen, wenn Sie Ihre Aufgabe erledigt haben. Man kann einem Anrufer auch einfach sagen, daß man beschäftigt ist, aber daß man später zurückruft. Schließen Sie einen Vertrag mit sich ab, etwa: »Ich arbeite jetzt 30 Minuten lang im Haushalt und lese dann 20 Minuten.«

Verwenden Sie in der ganzen Wohnung Zeichen, um sich an Ihre Verpflichtungen und Ihren Plan zu erinnern. Gestalten Sie sie auffällig und unterschiedlich, damit sie Ihre Aufmerksamkeit erregen. Wenn Sie sich einer Aufgabe zuwenden, dann beginnen Sie zunächst mit dem Einfachsten und Leichtesten, so daß Sie praktisch garantiert Erfolg haben.

Kapitel 10

Medikamentöse Behandlung, Training und … Denken

Die medikamentöse Behandlung ist eine von mehreren Methoden, mit denen man Depressionen behandeln kann. Die Erforschung des Einsatzes von Medikamenten bei Depressionen begann in den 50er Jahren, als einige Ärzte feststellten, daß bei manchen Patienten, die ein Mittel gegen Tuberkulose erhielten, eine Verbesserung ihrer Stimmung eintrat. Medikamentös behandelte Patienten erlebten auch ein größeres Gefühl des Wohlbefindens und hatten mehr Energie. Die Forscher begannen, sich gründlicher mit diesem Phänomen zu befassen, und entdeckten die ersten Antidepressiva, bekannt als MAO-Hemmstoffe (MAO = Mono amino oxidase-Hemmstoffe).

Seither sind mehrere Medikamente der MAO-Gruppe entwikkelt worden mit ihrem Wirkstoff Tranylcypromin. Sie werden heute nur noch selten verordnet. Man nimmt an, daß ihre antidepressive Wirkung durch das Verändern und Ausbalancieren der Nervensender im Gehirn zustandekommt. Antidepressiva kann man nur auf ärztliche Verordnung hin erhalten und sollten auch nur auf Empfehlung des Arztes eingenommen werden.

Eine zweite Art von Medikamenten sind die tri- und tetrazyklischen Antidepressiva. Sie wird viel häufiger eingesetzt als die MAO-Gruppe. Die gebräuchlichsten Wirkstoffe sind Clomipramin, Doxepin, Maprotilin, Amitriptylin, Lofepramin, Opipramol, Nortriptylin, Imipramin, Mianserin u.a. Man nimmt an, daß diese Mittel biochemische Ungleichgewichte, die bei endogenen Depressionen eine Rolle spielen, korrigieren.

Medikamente werden meist bei schweren Depressionsfällen eingesetzt sowie bei solchen mit physischen Ursachen. Weniger gebräuchlich und auch nicht sehr hilfreich sind sie bei reaktiven Depressionen (es sei denn, daß die reaktiven Depressionen so lange andauern, daß der Körper dadurch allmählich in Mitleidenschaft gezogen wird). Es gibt reaktive Depressionen, bei denen das chemische Gleichgewicht des Körpers wiederhergestellt werden muß, bevor eine Heilung erzielt werden kann.

Eine Depressionsart, über die viele schon gelesen haben, ist die manisch-depressive Depression. Ihr Stimmungspegel bewegt sich in dramatischer Weise zwischen Stimmungshochs und Stimmungstiefs hin und her. Während eines Stimmungshochs ist ein manisch-depressiver Mensch hektisch, impulsiv, strebsam und überaktiv. Größenwahnsinnige Einstellungen können auftreten. Manisch-depressive Menschen stehen den Geschehnissen in ihrer Umgebung oft unrealistisch gegenüber. Es besteht eine biologische Veranlagung für manisch-depressive Störungen. Bei der Behandlung dieses Problems ist Lithium ein sehr wirksames Medikament, das aber vor allem bei starker Dosierung nicht unerhebliche Nebenwirkungen hat.

Die meisten verordneten Mittel benötigen etwa 10 bis 14 Tage, bis eine feststellbare Wirkung eintritt. Es ist wichtig, daß ein depressiver Mensch bei der Einnahme solcher Medikamente nicht zu schnell aufgibt. Wenn sich nach drei oder vier Wochen keine Besserung zeigt, wird der Arzt das Medikament vielleicht wechseln wollen.

Jeder Mensch reagiert anders auf dieselben Medikamente. Viele Medikamente haben Nebenwirkungen: Ein trockener Mund, Schläfrigkeit, ein Absinken des Blutdrucks, die Speicherung von Wasser und Schweißbildung sind nur einige davon. Meistens sind die Nebenwirkungen gering und verschwinden nach einigen Tagen oder Wochen. Anhaltende Nebenwirkungen sollte man dem Arzt mitteilen.

Es ist wichtig, daß Ihr Arzt das Medikament verschreibt und die Veränderungen in der Dosierung bestimmt. Zu oft haben wohlmeinende Freunde und Verwandte ihre eigene Meinung über den Gebrauch des richtigen Medikamentes. Wenn Medikamente eingesetzt werden, ist es wichtig, daß man sich an die ärztlichen Richtlinien hält.

Es muß außerdem noch vor etwas anderem gewarnt werden. Es kann sein, daß Sie von einem Arzt behandelt werden, der der Meinung ist, daß man Depressionen ausschließlich medikamentös behandeln könne, und daß Seelsorge oder Therapie nur wenig oder keine Hilfe böten. Ich empfehle, sich auch bei anderen Personen Rat zu holen, denn bei Depressionen ist die Therapie eine der wichtigsten Behandlungsformen. In manchen Fällen wird eine Kombination von Medikamenten und Therapie angewandt; in anderen Fällen reicht vielleicht die Therapie aus. Gott gebraucht viele Mittel, einschließlich Therapie, Gebet, Bibellesen, Gymnastik und medikamentöser Behandlung, um uns aus den Depressionen herauszuholen.

Die Einnahme von Medikamenten ist kein Eingeständnis, daß man »geisteskrank« sei. Aufgrund dieser Vorstellung lehnen manche Menschen die Einnahme von Medikamenten ab. Ein anderes Problem bei der medikamentösen Behandlung ist die Möglichkeit der Abhängigkeit. Moderne Medikamente führen nicht zu einer Sucht oder körperlichen Abhängigkeit. Einer der Gründe dafür ist, daß Trizykliken und MAO-Hemmstoffe keinerlei Wirkung auf die Stimmung jener Menschen haben, die die biochemischen Störungen einer Depression nicht aufweisen. Außerdem kann man von Antidepressiva nicht »high« werden, im Gegensatz zu »speed« und anderen illegalen Drogen, die man heute auf der Straße bekommen kann.

Training

Training des Körpers ist eine aktive Annäherung an das Leben; Depressionen sind eine Krankheit, die Passivität erzeugt. Untätigkeit wird allmählich zum Lebensstil. Training kann nicht nur eine Teilimpfung gegen Depressionen sein; sie kann auch einen Teil der Behandlung ausmachen. Aktive Menschen oder solche, die sich jede Woche an einem regelmäßigen Training beteiligen, berichten von einem größeren Gefühl psychologischen Wohlbehagens als diejenigen, die ihren Körper nicht trainieren.

Dr. Otto Appenzeller von der Universität in Neu-Mexiko hat herausgefunden, daß das Nervensystem beim Marathonlauf Hormone freisetzt, die Katecholamine genannt werden. Er entdeckte, daß die Menge der Katecholamine bei allen Marathonläufern bis zu 600 Prozent zunahm. Es ist auch bekannt, daß diese Hormone bei Menschen, die an Depressionen leiden, niedrig sind. Daher liegt die Schlußfolgerung nahe, daß die Beziehung zwischen Laufen und der Freisetzung dieser Hormone verallgemeinert und auch auf gemäßigte Formen des körperlichen Trainings bezogen werden kann.*

In einer anderen experimentellen Studie nahm eine Anzahl depressiver Patienten an einem abgestuften Laufprogramm teil. Sie berichteten von nachlassenden Spannungen und besserem Schlaf; die depressiven Symptome begannen abzuklingen.

Gibt es neben den hormonellen Veränderungen noch weitere Gründe, die für das Nachlassen von Depressionen durch körperliches Training sprechen? Ja, die gibt es. Die Teilnahme an einer Aktivität, die Freude macht, kann die Perspektive eines Menschen positiv beeinflussen. Es kann sich im Verlauf eines solchen Trainingsprogrammes ein Gefühl des Erfolges und des »Geschafft-Habens« entwickeln. Faktoren wie Selbstdisziplin, Geduld und Ausdauer können das Selbstbild eines Menschen verbessern. Und weil Training aktives Geschehen ist, wirkt es der Passivität und Hilflosigkeit der Depressionen entgegen.

Bevor man sich an irgendeinem Trainingsprogramm beteiligt, muß man sich einer ärztlichen Gesamtuntersuchung unterziehen. Dann sollte man ein Trainingsprogramm wählen, dem man mit der Zeit Freude abgewinnen und in das man langsam einsteigen kann.

Ich hatte bis 1980 eigentlich kein regelmäßiges Trainingsprogramm, als ich bei mir selber eine Streßreaktion feststellte, beziehungsweise das Gefühl, völlig ausgelaugt zu sein. Während jener Zeit war ich auch depressiv. Mein Arzt sagte mir, daß mir nicht viel fehle, außer daß ich einem kleinmotorigen Lastwagen gleiche, der versucht, die Arbeit eines großmotorigen Lastwagens zu vollbringen. Ich benötigte keine gründliche »Überholung«, sondern ein besseres Abgestimmtsein auf die tatsächliche Motorleistung. Außerdem besaß der Arzt die Frechheit, mir zu sagen, daß das einzige, das bei mir nicht in Ordnung sei, die Tatsache sei, daß ich 12 Pfund zuviel mit mir herumtrage! Seine Worte waren der zusätzliche Anstoß, den ich benötigte, um aktiv zu werden.

---

* Richard R. Berg und Christine McCartney, *Depression and the Integrated Life* (NY: Alta House, 1981), S. 117.

Allmählich verlor ich 18 Pfund, begann auf einem Trainingsfahrrad zu fahren und lernte unter der Ermutigung zweier Freunde, Tennis zu spielen. Jetzt fahre ich jeden Morgen 10 Kilometer auf meinem Trainingsfahrrad, verbringe 10 Minuten in einer Rudermaschine und spiele dreimal wöchentlich morgens Tennis. Ich habe mehr Energie, Ausdauer, Flinkheit und Schnelligkeit, als ich sie vor 10, 15 oder selbst vor 25 Jahren besaß. Körperliches Training schafft eine Veränderung in Ihrem physischen, emotionalen und geistigen Wohlbefinden.

Disziplinierung der Gedanken

Die Autoren von *Control Your Depression* bieten einige hilfreiche Anregungen zur Überwindung von Depressionen. Die Betonung liegt auf der Kontrolle der Gedanken, wozu uns auch das Wort Gottes dringend rät (siehe Philipper 4,6–9 und 1. Petrus 1,13).

Werden Sie sich zunächst Ihrer spezifischen Gedanken bewußt, so daß Sie sowohl die unangenehmen wie die nützlichen Gedanken identifizieren können.

Dann lernen Sie, Ihre Gedanken in die Richtung zu lenken, die im Augenblick für Sie am richtigsten ist. Aus zwei Gründen läßt es sich besonders gut mit Gedanken arbeiten. Erstens hat man sie ständig bei sich. Man kann immer und überall an ihnen arbeiten. Zweitens kontrolliert man sie größtenteils selber und nicht ein anderer. Niemand kann die Art und Weise, in der Sie denken, direkt verändern.

Die folgende Liste von Gedanken entstand, indem depressive und nicht-depressive Menschen aufgefordert wurden, die Häufigkeit aufzulisten, in der sie sich mit einer großen Anzahl von Gedanken beschäftigten. Wir haben jene Gedanken herausgegriffen, die von depressiven und nicht-depressiven Menschen in auffallender Weise anders eingestuft wurden.

Überlegen Sie beim Lesen der beiden Aufzählungen, welche Gedanken für Sie charakteristisch sind. Dann zählen Sie Ihre positiven und negativen Gedanken wie angegeben zusammen.

AUFSTELLUNG A

- ○ Das Leben ist interessant.
- ○ Ich fühle mich wirklich gut.
- ○ Das macht Spaß.
- ○ Ich habe große Hoffnungen auf die Zukunft.
- ○ Ich habe eine gute Selbstbeherrschung.
- ○ Das ist interessant.
- ○ Ein netter, entspannender Abend kann sicher Freude machen.
- ○ Ich habe genügend Zeit, die Dinge zu tun, die ich am liebsten tun will.
- ○ Ich mag die Menschen.
- ○ Ich bin ziemlich glücklich.
- ○ Das ist lustig (humorvoll).
- ○ Das Ereignis möchte ich nicht versäumen.

GESAMTPUNKTZAHL FÜR AUFSTELLUNG A:

(höchstmögliche Punktzahl ist 12)

AUFSTELLUNG B

- ○ Ich bin sexuell immer entäuscht.
- ○ Ich bin verwirrt.
- ○ Es gibt keine Liebe in der Welt.
- ○ Ich vergeude mein Leben.
- ○ Ich habe Angst.
- ○ Niemand hat mich lieb.
- ○ Ich werde noch einmal ganz einsam sein.
- ○ Die Menschen halten Freundschaft nicht mehr für wichtig.
- ○ Ich habe keine Geduld.
- ○ Was hat das für einen Sinn?
- ○ Es war blöd, daß ich das getan habe.
- ○ Wahrscheinlich komme ich irgendwann in eine psychiatrische Anstalt.
- ○ Jeder, der meint, daß ich nett sei, kennt mein

wahres Ich nicht.

- O Das Leben hat keinen Sinn.
- O Ich bin häßlich.
- O Ich kann meine Gefühle nicht zum Ausdruck bringen.
- O Ich werde nie finden, was ich wirklich will.
- O Ich bin nicht in der Lage, jemanden zu lieben.
- O Ich bin wertlos.
- O Es ist alles meine Schuld.
- O Warum passieren mir so viele schlimme Dinge?
- O Ich kann mir nichts vorstellen, das Spaß machen würde.
- O Ich verfüge nicht über die erforderlichen Fähigkeiten.
- O Kinder in die Welt zu setzen, ist grausam, denn das Leben ist nicht lebenswert.
- O Ich komme nie aus diesen Depressionen heraus.
- O Das Durcheinander ist so groß, daß es sowieso nutzlos ist, etwas daran zu tun.
- O Ich habe nicht genug Willenskraft.
- O Warum sollte ich mir überhaupt Gedanken darüber machen, aufzustehen?
- O Ich wollte, ich wäre tot.
- O Ob sie wohl über mich reden?
- O Die Dinge werden immer schlimmer.
- O Ich habe schlechte Laune.
- O Ich kann machen, was ich will – die Leute sind immer unzufrieden mit mir.
- O Ich werde nie gute Freunde haben.
- O Ich wage mir nicht vorzustellen, wie mein Leben in 10 Jahren aussehen wird.
- O Bei mir stimmt irgend etwas nicht.
- O Ich bin selbstsüchtig.
- O Mein Gedächtnis ist miserabel.
- O Ich bin nicht so gut wie Herr X oder Frau Y.
- O Meine Gefühle sind schnell verletzt.

GESAMTPUNKTZAHL FÜR AUFSTELLUNG B:

(höchstmögliche Punktzahl ist 40)

Nun errechnen Sie sich Ihr Ergebnis wie folgt:

POSITIVE GEDANKEN
(Aufstellung A insgesamt) ______________________________

NEGATIVE GEDANKEN
(Aufstellung B insgesamt) ______________________________

VERHÄLTNIS DER POSITIVEN ZU DEN NEGATIVEN GEDANKEN
(Die Summe von Aufstellung A minus die Summe von Aufstellung B) ______________________________

Um Ihre Gedanken zu disziplinieren, müssen Sie zunächst lernen, sie zu identifizieren. Eine ziemlich einfache Art und Weise, dies zu tun, ist, die positiven und die negativen Gedanken zu verfolgen. Positive Gedanken sind diejenigen, die eine positive Auswirkung auf Ihre Stimmung haben und die guten Aspekte dessen widerspiegeln, worauf sie sich beziehen. Zum Beispiel können sie Ihre positiven Eigenschaften wiedergeben (»Ich bin intelligent«, »Ich bin zuverlässig«, »Ich weiß, wie ich mich amüsieren kann«). Oder sie können sich auf die guten Dinge in Ihrem Leben beziehen (»Meine Familie ist großartig«, »Meine Arbeit ist befriedigend«, »Ich bin gesund«). Negative Gedanken sind diejenigen, die sich negativ auf Ihre Stimmung auswirken, und zwar gewöhnlich deshalb, weil sie sich auf negative Dinge konzentrieren (»Ich bin wertlos«, »Ich kann nichts richtig machen«, »Meine Frau ist eine Nörglerin«, »Mein Mann ist faul«).

Hier ist ein praktischer Weg, Ihre positiven und negativen Gedanken zu überwachen. Schreiben Sie auf die eine Seite einer 6 mal 10 cm großen Karte ein Pluszeichen für positive Gedanken und auf die andere Seite ein Minuszeichen für negative Gedanken. Gebrauchen Sie jeden Tag eine Karte und schreiben Sie das Datum darauf. Vermerken Sie auf der jeweils entsprechenden Seite die positiven und negativen Gedanken, und zwar möglichst bald nach ihrem Auftreten. (Wenn es Ihnen schwer fällt, daran zu denken, nehmen Sie sich nach dem Frühstück, dem Mittagessen, dem Abendessen und vor dem Zubettgehen einige Minuten Zeit, um die wichtigsten positiven und negativen Gedanken der letzten Stunden aufzuschreiben.) Je ein Beispiel für eine positive und eine negative Karte finden Sie unten auf dieser Seite.

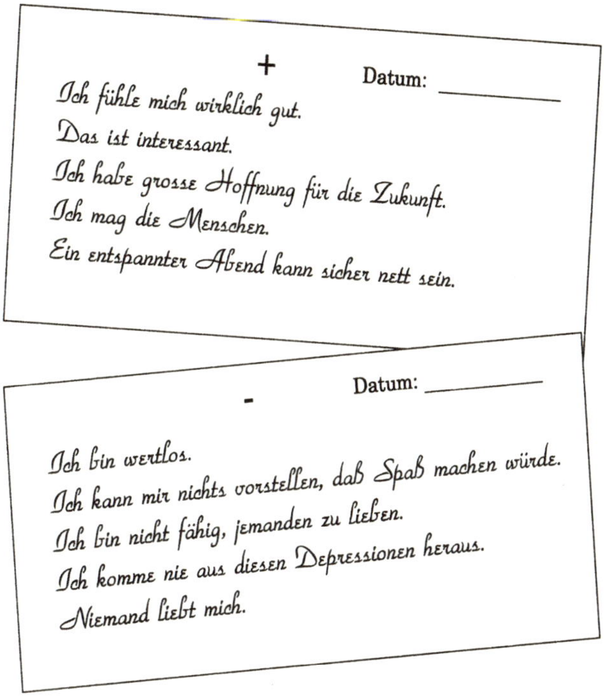

Natürlich können Sie nicht jeden Gedanken aufschreiben, den Sie haben. Wenn Sie jeden Tag 10 positive und 10 negative Gedanken festhalten können, dann ist das ein gutes Ergebnis. Am Ende der Woche haben Sie eine gute Beispielsammlung von positiven und negativen Gedanken. Sie stellen vielleicht fest, daß manche Gedanken wiederholt auftreten, daß einige störender sind als andere und daß wieder andere Ihre Stimmung besonders zu beeinflussen scheinen.

Machen Sie eine persönliche »Bestandsaufnahme Ihrer Gedanken« (siehe nächste Seite), die die wichtigsten Gedanken enthält, die Sie während dieser Woche der Selbstbeobachtung bei sich festgestellt haben. Machen Sie ein Sternchen an diejenigen Gedanken, die besonders hilfreich sind in bezug auf Ihre Stimmungen. Ergänzen Sie Ihre Liste, wenn Sie sich an wichtige Gedanken erinnern, die Sie noch nicht in die Liste eingetragen haben. Vielleicht ziehen Sie die zuvor in diesem Kapitel erwähnten Aufstellungen A und B als Anregung hinzu.

BESTANDSAUFNAHME DER GEDANKEN

Negative	Positive

Kontrolle der negativen Gedanken

Wenn Sie depressiv sind, neigen Sie dazu, sich viel mehr mit negativen Gedanken zu befassen, als wenn Sie nicht depressiv sind. Diese Gedanken, die ursprünglich durch depressive Gefühle verursacht wurden, können ihrerseits weitere depressive Gefühle hervorrufen, wodurch ein zerstörerischer Sog nach unten einsetzt. Sie können die depressiven Gefühle verringern und zu einer besseren inneren Verfassung zurückfinden, indem Sie diesen Prozeß unterbrechen.

Die folgenden Techniken haben sich bei der Kontrolle negativer Gedanken als hilfreich erwiesen. Wählen Sie eine der Techniken aus und probieren Sie sie eine Woche lang aus, wobei Sie jeden Tag die Anzahl Ihrer negativen Gedanken zählen. Wenn der Durchschnitt am Ende der Woche niedriger ist als Ihr Ausgangsdurchschnitt, dann wirkt die Technik. Ist das nicht der Fall, dann sollten Sie zu einer anderen Technik überwechseln und diese ausprobieren. Geben Sie eine Technik nicht auf, bevor Sie ihr nicht eine angemessene Zeit gegeben haben, für Sie wirksam zu werden.

Bewußte Unterbrechung. Sobald Sie merken, daß Sie einen negativen Gedanken haben, unterbrechen Sie ihn und gehen zurück zu irgendeinem positiven oder neutralen Gedanken, den Sie zuvor hatten. Um den Gedanken zu unterbrechen, geben Sie sich selber folgende Anweisung: »Ich höre jetzt auf, daran zu denken.« Dann richten Sie Ihre Aufmerksamkeit, ohne die Fassung zu verlieren (depressiv zu werden), auf Dinge, die nicht negativ sind. Das ist vermutlich die einfachste Unterbrechungsmethode, und die Autoren von *Control your Depression* empfehlen sie am häufigsten.

Scharfe Unterbrechung. Praktizieren Sie diese Methode an einem Ort, wo man Sie vermutlich nicht hören kann (zum Beispiel, wenn Sie alleine zu Hause sind oder alleine im Auto fahren). Sobald Sie einen negativen Gedanken bei sich entdecken, schreien Sie das Wort »nein« so laut, wie sie können. Sie werden feststellen, daß der negative Gedanke einige Sekunden lang durch die Kraft Ihres Schreiens an die Seite geschoben wird. Dann sollten Sie sich positiven oder neutralen Gedanken widmen. Wenden Sie diese im wahrsten Sinne des Wortes »Schreitechnik« etwa drei Tage lang so an. Nun beginnen Sie, die Lautstärke des Schreies etwas zu senken, wobei Sie aber gleichzeitig die Kraft hinter dem Schrei aufrechterhalten. Führen Sie diesen Prozeß fort, bis Sie das Wort »aufhören« in Ihrem Geist rufen können und dabei die volle Kraft des Schreies empfinden, ohne aber einen Laut von sich zu geben. Jetzt sind Sie so weit, daß Sie diese Technik in der Öffentlichkeit einsetzen können.

Tägliche Tabelle. Manchmal kann man über seine Aktivitäten laufend Bericht führen, und zwar Stunde um Stunde, so daß die Ereignisse sehr detailliert festgehalten werden können. Eine tägliche Tabelle wie die folgende macht Ihre Fortschritte sichtbar.

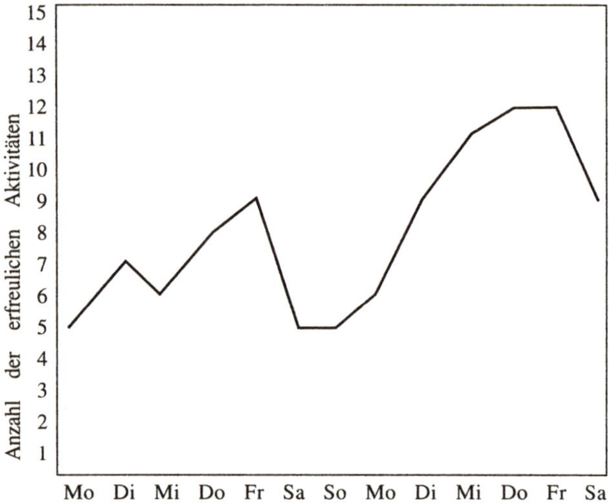

Planmäßiges Vergnügen. Eine andere Methode, die erfolgreich eingesetzt wurde, ist die Planung von Aktivitäten und die Überlegung, woran Sie sich erfreuen werden, wenn Sie sich an diesen Aktivitäten beteiligen. Zum Beispiel:

GEPLANTE AKTIVITÄT ______________________________
GEPLANTES DATUM DAFÜR ___________________________
ICH WERDE FREUDE HABEN AN ______________________

____
ICH WERDE FREUDE HABEN AN ______________________

____

ICH WERDE FREUDE HABEN AN ______________

____

Es gibt viele Fälle, bei denen die Lösung für Ihre Depressionen darin liegt, andere um Hilfe zu bitten. Manchmal ist es schwierig, zuzugeben, daß wir ein so großes Problem haben, daß wir die Hilfe eines anderen Menschen benötigen. Aber es kann hilfreich sein, einige der Indikatoren zu überdenken. Sie benötigen die Hilfe eines anderen, wenn

- Ihre Depressionen länger als sechs Monate dauern.
- Ihre Depressionen Ihre Familie oder Ihre Arbeit in Mitleidenschaft ziehen.
- Sie wiederholt Zeiten von Depressionen erleben.
- Sie Selbstmordgedanken haben.
- Sie Wahnvorstellungen haben.
- Sie Schwierigkeiten haben, einzuschlafen, oder wenn Ihre körperlichen Beschwerden so groß sind, daß Ihre Gesundheit in Mitleidenschaft gezogen wird.

An wen wenden Sie sich um Hilfe? Vielleicht wollen Sie mit Ihrem Pfarrer sprechen, *wenn* er etwas von Depressionen versteht. Wenn Sie sich im vergangenen Jahr nicht gründlich von einem Arzt untersuchen ließen, sprechen Sie mit Ihrem Arzt. Aber denken Sie daran, daß es wichtig ist, Fragen zu stellen und festzustellen, ob Ihr Arzt sowohl von Seelsorge wie von medikamentöser Behandlung etwas hält. Manche Depressionen können am besten mit Medikamenten behandelt werden, aber andere reagieren am besten auf Seelsorge. Und manche brauchen beides.

Ein Psychologe, Psychiater, Eheberater oder christlicher Laienseelsorger können hilfreich sein. Fragen Sie Ihre Gemeinde, Ihre Freunde oder Ihren Pfarrer, welchen Fachmann sie Ihnen empfehlen können.

Kapitel 11

Wie wir einem uns nahestehenden depressiven Menschen helfen können

Wenn ein Freund oder ein Familienmitglied depressiv ist, braucht er unbedingt die Hilfe eines anderen. Aber vielleicht ist er unfähig, Ihnen mitzuteilen, was er gerade erlebt. Wenn Sie sich nicht selber hoffnungslos und hilflos fühlen, ist es für Sie vielleicht nicht einfach zu verstehen, was dieser Ihnen nahestehende Mensch durchmacht. Möglicherweise sind Sie frustriert, weil der Depressive nicht in der Lage ist, Ihnen seine Situation genau zu erklären. Außerdem sind Sie frustriert, weil Sie helfen wollen, aber nicht wissen, wie.

Aus der Grube heraus

Stellen Sie sich den depressiven Menschen ganz unten in einer tiefen Grube vor. Die Grube ist dunkel, kalt und sehr abgelegen. Sie ist erschreckend einsam. Rundherum sind nur schmutzige Steinwände. Es gibt keine Griffe für die Hände oder feste Stützen für die Füße, die es ermöglichen, aus der Grube herauszusteigen. Der Mensch unten in der Grube ist völlig hilflos; er ist dazu verurteilt, seine Tage in Verzweiflung zu verbringen. Es scheint keinen Weg zu geben, dem zu entrinnen.

Genauso fühlt sich ein Mensch, der in den Tiefen der Depressionen versunken ist. Er fühlt sich überwältigt und gefangen durch ein nagendes, aber tödliches Gefühl der Wertlosigkeit, Furcht und der eigenen Schuldhaftigkeit. Besorgte Freunde oder Angehörige stehen oben am Rand der Grube und wollen helfen. Dennoch ist es sehr schwer, aus der lähmenden Hilflosigkeit der Depressionen nach Hilfe zu rufen. Manchmal fällt es eben nicht leicht, anderen gegenüber zuzugeben, daß man sich überhaupt unten in der Grube befindet.*

Wenn Sie einem depressiven Menschen, der Ihnen nahesteht, Hilfe anbieten, beten Sie dann sowohl um Verständnis wie um Geduld. Sie brauchen beides überreichlich. Ihr Hilfsangebot wird vielleicht zunächst zurückgewiesen, und es kann einige Zeit vergehen, bevor es angenommen wird. Man kann nicht einfach in die Grube hinabsteigen, den Menschen ergreifen und ihn nach oben hieven. Das möchte man zwar gerne tun, aber auf diese Art und Weise funktioniert es nicht. Der andere muß bereit sein, Gott und anderen Menschen zu vertrauen. Er muß sich entschließen, selber damit zu beginnen, aus der Grube herauszusteigen. Ihre Ermutigung gleicht einer Leiter, die in die Grube hinabgelassen wird und den Depressiven dazu motiviert und stimuliert, den Aufstieg zu wagen. Möglicherweise ist Ihr gleichbleibendes Vertrauen in seine Fähigkeit, aus der Grube herauszusteigen, die Kraftquelle, die er benötigt. Wenn Menschen keine Hoffnung haben, müssen wir ihnen unsere Hoffnung solange zur Verfügung stellen, bis sie die ihre zurückerlangen.

Zu diesem Zeitpunkt muß man dem depressiven Menschen auch helfen, die Hoffnung des Wortes Gottes zu ergreifen, wie sie in Jesaja 40,28–31 zum Ausdruck kommt:

> Weißt du nicht? Hast du nicht gehört? Der Herr, der ewige Gott, der die Enden der Erde geschaffen hat, wird nicht müde noch matt, sein Verstand ist unausforschlich. Er gibt dem Müden Kraft und Stärke genug dem Unvermögenden. Männer werden müde und matt, und Jünglinge straucheln und fallen; aber die auf den Herrn harren, kriegen neue Kraft, daß sie auffahren mit Flügeln wie Adler, daß sie laufen und nicht matt werden, daß sie wandeln und nicht müde werden.

Wenn Sie sich viel in der Nähe eines depressiven Menschen aufhalten oder wenn Sie mit einem depressiven Menschen zusammenleben, dann müssen Sie zwei Menschen beschützen – den

---

* Richard R. Berg und Christine McCartney, *Depression and the Integrated Life* (NY: Alta House, 1981), bearbeitet nach S. 27.

depressiven Menschen und sich selber. Warum? Weil die Depression Sie beide in Mitleidenschaft ziehen wird. Sie gehen mit einem Menschen um, der sehr sensibel ist, und Sie müssen ihm gegenüber eine gewisse Sensibilität zeigen. Sie sind der Gebende, und der andere ist der Empfangende. Aber vielleicht sind Sie innerlich böse, ablehnend oder irritiert durch die Art und Weise, wie der andere handelt, und dieses Empfinden wiederum löst ein Schuldgefühl in Ihnen aus. Aufgrund Ihres Ärgers reagieren Sie vielleicht auf eine Art und Weise, in der Sie gar nicht reagieren wollen, und dies wiederum verstärkt sehr leicht Ihren Ärger. Der Depressive spürt das und fühlt sich noch schlechter, weil er das Empfinden hat, daß er Ihnen eine Last ist. Mit der Zeit fühlen Sie sich möglicherweise völlig ausgelaugt.

Wenn Sie selber depressiv sind, sollten Sie nicht versuchen, einem anderen depressiven Menschen aus seinen Depressionen zu helfen, da Sie sonst selber leicht von den Depressionen überwältigt werden könnten. Außerdem könnte es Ihre Beziehung stark belasten.

Es gibt mehrere Symptome, die Sie darauf aufmerksam machen, daß ein Ihnen nahestehender Mensch Depressionen hat. Das erste ist ein Mangel an Freude im Leben dieses Menschen. Aber unglücklicherweise bemerken wir häufig nicht, ob sich jemand freut oder Vergnügen empfindet oder nicht. Ein Grund dafür ist, daß es sich hier um eine sehr subtile Veränderung handelt. Es ist eine innere Veränderung, die man nur sehr schwer feststellen kann. Es ist viel einfacher, eine äußerliche Veränderung wie Reizbarkeit zu bemerken. Reizbarkeit ist übrigens ein weiteres Symptom von Depressionen. Andere Hinweise sind die Neigung, sich zurückzuziehen, und Reaktionen, die Hoffnungslosigkeit verraten.

Fürsorge und Gebet

Was können Sie einem depressiven Freund oder Angehörigen sagen? Einfach: »Ich habe dich lieb, und ich bin für dich da. Ich will dir helfen und bin bei dir.« Nehmen Sie ihn in den Arm und halten Sie seine Hand. Von der körperlichen Berührung gehen Heilungskräfte aus. Die Hand auf die Schulter legen, auf den Rücken klopfen oder den Arm nehmen sind Zeichen der Annahme; sie vermitteln das Gefühl: »Ich bin bei dir.« Seien Sie ehrlich und sagen Sie diesem Menschen: »Ich verstehe nicht alles, was du durchmachst, aber ich versuche es zu verstehen. Ich bin hier, um dir zu helfen.«

Ein Teil meiner Aufgabe in meinem eigenen Seelsorgeberuf ist das tägliche Gebet für jeden einzelnen, der bei mir Rat sucht. Ich spreche wöchentlich mit etwa 25 Menschen, und ich bete namentlich für jeden einzelnen und für seine ganz spezifische Situation. Ich sage das den Leuten auch und frage häufig, für welches ganz besondere Problem ich beten soll. Viele haben mir später gesagt, daß das Wissen darum, daß jemand in jener Zeit für sie betete, das einzige gewesen sei, das sie durch ihre dunkelsten Stunden hindurchgetragen habe.

Wir erfahren vielleicht nie, was unsere Gebete für und mit depressiven Menschen für diese bewirkt haben. Wenn unsere Freunde in einer depressiven Phase alle Hoffnung verloren haben, müssen wir ihnen unsere Hoffnung leihen, um sie durchzutragen. Wenn sie den Glauben verloren haben, dann brauchen sie unseren Glauben zur Unterstützung, bis sich der ihre wieder erholt hat.

Praktische Hilfe

Die meisten Menschen wissen nicht, was man für einen depressiven Menschen tun kann. Hier sind einige praktische Ratschläge. Wie genau Sie diese einhalten, wird von der Intensität und Dauer der Depressionen eines Menschen abhängen. Wenn er nur einige Stunden oder einen Tag oder auch zwei Tage lang depressiv ist, oder wenn er sich niedergeschlagen fühlt, aber ansonsten normal weiterlebt, finden nicht alle Vorschläge Anwendung. Aber wenn die Depressionen bereits eine Weile andauern und der Mensch herumhängt, seine Aufgaben nicht wahrnimmt, nicht ißt und nicht schläft, dann sollten Sie sie in angemessener Weise anwenden.

1. Verständnis. Das Verständnis für die Ursachen und die Symptome der Depressionen ist der erste Schritt zur Hilfe. Wenn Ihr Ehepartner so depressiv ist, daß er nur noch die Wände anstarrt, die Ansprache ignoriert oder sich von Ihnen abwendet, dann denken Sie daran, daß er gar nicht so reagieren will. Wenn ein Mensch depressiv ist, verliert er die Fähigkeit, sein Denken und seine Gefühle zu beherrschen. Wenn er ernsthaft depressiv ist, dann hat er sich nicht mehr unter Kontrolle, ebenso wie es Ihnen nicht gelingt, auf einer geraden Linie zu gehen, nachdem Sie sich 25mal um ihre eigene Achse gedreht haben. Wenn Sie verstehen, wie dieser Mensch sich fühlt und warum er so handelt, wie er handelt, und wenn Sie verstehen, daß es sich bei seinem Verhalten um das normale Verhalten eines depressiven Menschen handelt, dann können Sie Ihre eigenen Reaktionen besser kontrollieren, und Sie können ihm besser helfen.

2. Achten Sie auf Selbstmordabsichten. Die Familie eines depressiven Menschen sollte sich dieser Möglichkeit bewußt sein. Über jeden Hinweis, jede Bemerkung oder jede Andeutung auf einen Selbstmord sollte gesprochen werden. Es hilft dem depressiven Menschen, wenn man dies ans Licht bringt und offen darüber spricht. Er weiß dann, daß die anderen sich dessen bewußt sind und um Hilfe und Unterstützung gebeten werden können. Fordern Sie ihn auf, Ihnen von seinen selbstmörderischen Gedanken oder Plänen zu berichten. Frauen unternehmen wesentlich öfter einen Selbstmordversuch als Männer, aber Männer sind dabei erfolgreicher als Frauen. Bei einem geschiedenen Mann über vierzig ist das Risiko am größten. Jeder Mensch, der so depressiv ist, daß er die Zukunft als völlig hoffnungslos bezeichnet, könnte einen Selbstmord erwägen.

3. Sprechen Sie mit einem Arzt. Bringen Sie den depressiven Menschen zu einem Arzt. Vielleicht kann Ihr Hausarzt helfen oder einen anderen Arzt empfehlen. Der Zeitfaktor ist sehr wichtig. Lassen Sie die Depressionen nicht uneingeschränkt fortdauern. Selbst wenn der Depressive Sie abweist und sich weigert, mitzugehen, treffen Sie dann trotzdem eine Absprache, begleiten Sie ihn entschlossen zum Auto und fahren Sie mit ihm hin!

Das nächste Beispiel kann nicht verallgemeinert werden. Eine Frau stellte aber fest, daß es funktioniert. Ihr Mann, der normalerweise sehr gesellig war, hing jeden Abend vor dem Fernseher. Sie bestand darauf, daß er einen Arzt aufsuchte, aber er weigerte sich und behauptete, daß nichts los sei. Schließlich stellte sie ihm ein Ultimatum: »Entweder gehst du nächste Woche zum Arzt, oder ich verlasse dich! Ich werde nicht zulassen, daß du dich weiter so abquälst!« Vielleicht ist das eine letzte Möglichkeit; jedenfalls brachte sie ihn dazu, Hilfe zu suchen.

So lange, wie Sie die Depressionen eines Ihnen nahestehenden Menschen tolerieren, tragen Sie zu ihrer Verlängerung bei. Die Frau, die ihren Mann dazu zwang, zum Arzt zu gehen, weigerte sich, seine Depressionen zu verlängern und seinem Leiden zuzusehen. Sie müssen selber herausfinden, wie Sie den Ihnen Nahestehenden effektiv dazu ermutigen können, Hilfe zu suchen.

Wenn Sie die Frau eines depressiven Mannes sind und es nicht gewohnt sind, die Initiative zu ergreifen, dann denken Sie daran, daß die Krankheit Ihres Gatten es notwendig macht, Ihre bisherige Rolle in der Ehe beiseitezulegen. Gerade jetzt sind Sie eher als Ihr Mann in der Lage, die richtige Entscheidung zu treffen und das Richtige zu tun.

4. Geben Sie Ihre volle Unterstützung. Die gesamte Familie sollte über die Situation aufgeklärt werden und Richtlinien in bezug auf ihre Reaktionen erhalten. Auseinandersetzungen mit dem depressiven Menschen sollten vermieden werden, bis er eine größere Stabilität erlangt hat. Fordern Sie die ganze Familie auf, den Depressiven nicht anzugreifen, nicht auf sein Versagen hinzuweisen, ihn nicht herunterzuputzen und ihn nicht aufzufordern, Dinge zu tun, zu denen er während seiner Depressionen überhaupt nicht in der Lage ist.

Manchmal haben depressive Menschen das Empfinden, als ob sie in Verantwortlichkeiten ertränken. Finden Sie heraus, was Sie tun können, ihnen bei ihren Aufgaben – etwa bei den Arbeiten im Haus – zu helfen. Und vor allem, hören Sie zu. Vielen wird durch ein hörendes Ohr geholfen. Jemand sagte: »Hoffnung wird geboren, wenn ein anderer uns wirklich zuhört.« Jakobus 1,19 ermutigt uns dazu, bereitwillige Zuhörer zu sein.

5. Meiden Sie die Ihnen nahestehenden Menschen nicht, wenn sie depressiv sind. Das isoliert sie noch mehr und kann zu einer Verschlimmerung der Depressionen beitragen. Vielleicht meiden Sie sie, weil Sie sich an ihren Depressionen schuldig fühlen, weil Sie glauben, Sie seien die Ursache. Manchmal trägt eine

Person zu den Problemen einer anderen Person bei, aber niemand ist für die Traurigkeit des anderen voll verantwortlich.

6. Erkennen Sie die Schmerzen des depressiven Menschen. Begreifen Sie, daß depressive Menschen tatsächlich Schmerzen erleiden. Versuchen Sie ihnen nicht einzureden, daß sie sich nicht wirklich unglücklich fühlen, oder daß sie mit ihrem Verhalten lediglich versuchen, Ihre Aufmerksamkeit zu erregen. Sagen Sie ihnen nicht, daß sie »einfach nur beten und die Bibel mehr lesen sollten« und daß dann alle Probleme gelöst seien. Oftmals wählt ein depressiver Mensch gerade die Abschnitte aus der Bibel, die sein Gefühl des Verlorenseins und der Wertlosigkeit noch verstärken. Jede Bibelstelle, die man einem depressiven Menschen gibt, muß sorgfältig ausgewählt sein.

7. Einfühlungsvermögen statt Mitleid. Mitleid kann das Gefühl der Hoffnungslosigkeit eines Menschen nur noch verstärken. Es kann ihn dazu bringen, sich noch hilfloser zu fühlen, und es kann sein bereits angeschlagenes Selbstbewußtsein noch mehr verringern. Aussagen wie »Es ist so schrecklich, daß du depressiv bist« oder »Du mußt dich elend fühlen« oder »Wie konnte das nur geschehen?“ sind selten eine Hilfe.

Ermutigen Sie statt dessen den depressiven Menschen, Ihnen seine Empfindungen mitzuteilen, und akzeptieren Sie sie. Üben Sie keinen Druck aus, damit er sich Ihnen mitteilt; sagen Sie ihm statt dessen: »Es hilft oftmals, wenn man ausspricht, was man fühlt. Wenn du reden willst, höre ich dir gerne zu.« Achten Sie darauf, daß Sie sich das Vertrauen dieses Menschen erhalten. Wenn das Vertrauen zerstört ist, können Sie noch verstärkend auf die Depressionen wirken. Es ist außerdem überaus wichtig, daß Sie den depressiven Menschen nicht verdammen oder verurteilen. Auch hilft es ihm nicht, wenn Sie ihm von Ihren eigenen depressiven Erfahrungen berichten! Seien Sie sensibel, wenn Sie Fragen stellen. Wenn jemand nämlich redet, oder auch, wenn er schweigt, ist eine Unterbrechung unter Umständen schwer zu überbrücken.

8. Helfen Sie bei der Lösung von Schlaf- und Eßproblemen. Wenn Ihr depressiver Ehepartner Schwierigkeiten beim Einschlafen hat, schlagen Sie ihm ein warmes Bad vor dem Zubettgehen vor, spielen Sie ihm seine Lieblingsmusik oder lesen Sie ihm ein interessantes Buch vor. Ihre Handlungen zeigen Ihre Anteilnahme. Wenn er unter schwerer Schlaflosigkeit leidet, bleiben Sie mit ihm auf, um ihm zu zeigen, daß Sie ihn lieben und daß Sie zur Stelle sind – und auch, um ihn in ernsthaften Fällen vor möglichen Selbstmordversuchen zu schützen. Schließlich wird er einschlafen, und dann können auch Sie sich zur Ruhe begeben.

Wenn er nicht essen will, dann sollten Sie zu ihm sagen: »Schau, ich weiß, daß dir nicht nach Essen zumute ist, aber wahrscheinlich hast du Hunger. Verhungern hilft nicht. Essen ist wichtig, darum laß uns jetzt essen. Ich setze mich zu dir und esse mit dir. Und dann laß uns darüber reden, was dir Sorgen macht.« Reiten Sie nicht auf dem Essensproblem oder auf seinen Eßgewohnheiten herum. Wenn Sie sagen: »Du machst mich unglücklich, wenn du nicht ißt« oder »Denk an all die Menschen, die vor Hunger sterben«, bringen Sie ihn nicht dazu, zu essen. Statt dessen tragen Sie leicht dazu bei, daß er sich noch elender fühlt. Denken Sie daran, daß Nicht-essen-Wollen ein Symptom der Depressionen ist.

9. Schlagen Sie Aktivitäten vor. Wenn der Ihnen nahestehende Mensch während seiner Depressionen das Interesse an Aktivitäten, an denen er normalerweise Freude hat, verliert, erinnern Sie ihn dann freundlich an das Vergnügen, das er bisher an diesen Aktivitäten hatte. Dann bestehen Sie entschlossen und positiv darauf, daß er sich beteiligt. Fragen Sie ihn nicht, ob er vielleicht daran Freude hätte, sondern machen Sie ihm einfach den Vorschlag. Werden Sie nicht ärgerlich und sagen Sie nicht: »Du gehst jetzt mit mir, denn ich habe es endgültig satt, daß du da herumsitzt und dich selbst bemitleidest.« Statt dessen können Sie sagen: »Ich weiß, daß du dich in letzter Zeit nicht so wohlgefühlt hast, aber ich habe den Eindruck, daß du jetzt Anspruch auf ein wenig Vergnügen hast. Ich glaube, daß dir diese Aktivität gefällt, wenn wir einmal damit begonnen haben. Und ich würde sie gerne mit dir zusammen tun.«

Oder vielleicht fragen Sie telefonisch an, wann das Konzert beginnt. Sagen Sie dann beim Auflegen des Hörers: »Ich glaube, daß wir es noch schaffen; machen wir uns doch gleich fertig.« Wenn Sie einkaufen gehen, könnten Sie vorschlagen: »Komm mit. Ich habe gerne jemanden beim Einkaufen bei mir, und du weißt, daß ich Wert auf deinen Rat lege.« Man kann jede Aktivität vorschlagen, sei es ein Schaufensterbummel, ein gesellschaftliches Ereignis oder den Anruf eines Freundes. Indem sich der Mensch beteiligt, beginnt er damit, die zerstörerischen Verhaltensmuster zu durchbrechen, und das hilft ihm, neue Energie und Motivation zu erlangen.

Mit das Beste, das man tun kann, ist, dafür zu sorgen, daß die depressive Person beschäftigt ist. Bei schweren Depressionen können körperliche Aktivitäten hilfreicher sein als geistige Aktivitäten. Der ganze Tag kann für den depressiven Menschen geplant werden. Bei den geplanten Aktivitäten sollte es sich allerdings um solche handeln, an denen er bisher Freude hatte, und sie sollten bis ins Detail vorbereitet sein.

Seien Sie nicht zu fröhlich. Ein depressiver Mensch würde daraus den Schluß ziehen, daß Sie sich nichts aus ihm und seiner Lage machen. Er braucht nicht jemanden, der ständig Beifall klatscht, sondern einen liebenden, verständnisvollen Angehörigen. Eine laute, vergnügte und lustige Person wird manchmal als sehr unangenehm empfunden. Sprüche 25,20 bringt es auf einen kurzen Nenner: »Wer einem mißmutigen Herzen Lieder singt, das ist, wie wenn einer das Kleid ablegt an einem kalten Tag, und wie Essig auf Lauge.«

Ich möchte nicht, daß Sie verzweifeln oder die Situation des Betroffenen zu ernst nehmen. Es ist vielmehr mein Anliegen, daß Sie statt dessen einfühlsam, scharfsichtig und freundlich sind. Der Ihnen nahestehende, depressive Mensch muß sich von Ihrer Hoffnung solange etwas ausleihen können, bis er selber wieder Hoffnung hat.

10. Bieten Sie Ermutigung an. Zeigen Sie, daß Sie an den betreffenden Menschen glauben, indem Sie ihn loben und ermutigen. Ermutigung bedeutet, anderen Mut machen. Zollen Sie dem depressiven Menschen ernsthaftes und aufrichtiges Lob. Denken Sie daran, daß er es durchschaut, wenn Ihre Reaktionen nur vorgetäuscht sind. Seien Sie sensibel bei Ihren Beteuerungen. Wenn es sich nur um einfache oder leichte Depressionen oder um eine Kummer-Depression handelt, dann können Sie dem Betroffenen vielleicht versichern, daß die Depressionen bald vorbei sein werden. Wenn es sich jedoch um eine chronische oder tiefsitzende Depression handelt, dann sagt man besser: »Laß uns jeden möglichen Schritt tun, um deine Depressionen in den Griff zu bekommen.« Vielleicht sind sie nämlich noch lange nicht zu Ende, oder es geschieht etwas anderes, das den Betroffenen noch tiefer in seinen Depressionen versinken läßt.

Wenn Ihr Ehepartner damit beginnt, seine äußere Erscheinung zu vernachlässigen, dann machen Sie keine Andeutungen. Sagen Sie offen und klar, daß er Freude daran haben wird, wenn er sich selber zurechtmacht, und daß er sich dann vielleicht sogar besser fühlt. Sie könnten vielleicht in sein Zimmer gehen und die Rolläden und Fenster öffnen, um frische Luft hereinzulassen, und anschließend helfen Sie ihm beim Aufräumen und legen ihm frische Kleidung heraus.

11. Bauen Sie sein Selbstbewußtsein auf. Bei Depressionen tritt häufig ein Mangel an Zuversicht und Selbstvertrauen auf. Machen Sie sich nicht lustig und necken oder belehren Sie den depressiven Menschen nicht über sein mangelndes Selbstvertrauen. Aber ignorieren Sie diesen Punkt nicht; man muß sich ihm stellen. Um das Selbstbewußtsein zu reaktivieren, müssen Sie dem Betroffenen helfen, die Unlogik seiner Selbstverunglimpfung zu erkennen. Versuchen Sie das aber nicht durch Schelte und Vorwürfe. Suchen Sie nach Leistungen in seinem Leben, und versuchen Sie, sein Augenmerk darauf zu konzentrieren, was er leisten konnte, bevor die Depressionen einsetzten. Versuchen Sie, seine Hilflosigkeit an diesem Punkt zu überwinden.

Teilen Sie sein Selbstmitleid nicht, sondern reagieren Sie etwa mit folgender Antwort: »Vielleicht kannst du einige Dinge nicht so tun wie bisher, aber laß uns von den Dingen sprechen, die du noch immer gut machst. Welche Dinge sind das, was meinst du?« Wenn er sagt: »Ich kann gar nichts«, dann nennen Sie ihm freundlich einige Dinge, die er tun kann, oder entlocken Sie sie ihm. Seien Sie hartnäckig und beständig in Ihren Reaktionen. Denken Sie daran, daß Sie in diesem Augenblick eine größere Kontrolle über Ihre emotionalen Reaktionen haben als er.

Wenn wir diese Prinzipien verfolgen, können wir tun, was die Bibel über Einfühlungsvermögen und Ermutigung lehrt. Galater 6,1 sagt: »Liebe Brüder, wenn ein Mensch etwa von einer Verfehlung ereilt wird, so helft ihm wieder zurecht mit sanftmütigem Geist, ihr, die ihr geistlich seid; und sieh auf dich selbst, daß du nicht auch versucht werdest.« Und in 1. Thessalonicher 5,14 heißt es: »Wir ermahnen euch aber, liebe Brüder: Weist die Unordentlichen zurecht, tröstet die Kleinmütigen, tragt die Schwachen, seid geduldig gegen jedermann.«

Studien- und Diskussionsvorschläge

1. Überdenken Sie Ihr eigenes Leben und schreiben Sie auf, wann Sie depressiv waren. Versuchen Sie, die genauen Ursachen dieser Depressionen herauszufinden. Vielleicht lesen Sie dazu noch einmal den Abschnitt über die Ursachen von Depressionen (Kapitel 4–8), um Ihr Gedächtnis aufzufrischen.

2. Wenn Sie dieses Buch zusammen mit einer anderen Person durchlesen oder -arbeiten, sagen Sie dann diesem Menschen, was Ihnen hilft, Zeiten von Depressionen oder Entmutigung zu überwinden.

3. Schreiben Sie 10 Bibelstellen auf, die Ihnen Ihrer Meinung nach am meisten helfen würden, wenn Sie depressiv werden. Dann sortieren Sie einige Bibelabschnitte aus, die Sie einer depressiven Person nicht sagen würden, weil sie sie falsch verstehen oder aus dem Zusammenhang reißen könnte.

4. Lesen Sie das erste Kapitel des Jakobusbriefes. Wie würden Sie Jakobus 1,2: »Meine lieben Brüder, erachtet es für lauter Freude, wenn ihr in mancherlei Anfechtungen fallt« auf das Problem der Depressionen anwenden? Glauben Sie, daß es helfen oder schmerzen würde, wenn Sie diese Bibelstelle einem depressiven Menschen nennen?

5. Können Erfahrungen des Leides die Fähigkeit eines Menschen, Freude zu empfinden, vergrößern? Wie? (Siehe Johannes 16,20; Römer 5,3.4; 2. Korinther 7,4; 8,2.)

6. Machen Sie während der nächsten Woche eine Graphik oder eine Liste von den verschiedenen Arten von Gedanken, die Sie haben. Halten Sie jeden einzelnen positiven Gedanken fest und machen Sie einen Vermerk darüber, wie Sie sich gefühlt haben. Verfahren Sie ebenso bei negativen Gedanken. Wenn Sie feststellen, daß Sie mehr negative Gedanken haben, als Sie wollen, probieren Sie einige der in diesem Buch angebotenen Vorschläge

aus, um sich davon zu befreien (siehe Kapitel 5 und 10). Beobachten Sie sich weiter, um Verbesserungen festzustellen.

7. Lesen Sie dieses Buch und besprechen Sie diese Fragen zusammen als Familie. Teilen Sie den anderen Ihre Reaktionen mit und entwickeln Sie einen Plan, wie Sie einander helfen und ermutigen können.